花草养生保健丛书　　　　　施仁潮　主编

花草浴足

编著　詹　强

编者　王催燕　唐君　韩金生　陈睿文

摄影　王催燕

U0301012

金盾出版社

内容提要

在中医理论中，足被认为是人的第二心脏。在足底经络中，足为三阴经（肝、脾、肾）之始，三阳经（胃、胆、膀胱）之终。足部与人的五脏六腑、四肢百骸、五官九窍紧密相连。人体各部位出现病变，都能从足底相应的部位得到反映。

如今，人们已开始逐渐重视足部保健，足浴作为一种简单可行的保健方法也日益被广大群众接受、认可与喜爱。足浴疗法是采用药物煎汤，将其双足浸泡、洗浴，以及对反射区和穴位刺激，进行疾病治疗的一种方法。本书以花草代替药物，用以足疗养生。花草芬芳喜人，又有绝佳的保健效果，不啻为足浴材料的上佳之选。

本书选择可供观赏的花草共计 42 种，整合其美容、健身、祛病资料，以花草为纲，并发掘其相关药用价值、食疗典故，配图介绍花草的形貌及简易的浴足按摩方法，有很强的知识性、实用性和趣味性，让读者在轻松愉快的阅读中了解自然花草，认识其保健功效。

图书在版编目 (CIP) 数据

花草浴足 / 詹强编著 .——北京：金盾出版社，2013.12

（花草养生保健丛书 / 施仁潮主编）

ISBN 978-7-5082-8634-1

Ⅰ．①花… Ⅱ．①詹…②施… Ⅲ．①足－按摩疗法（中医） Ⅳ．① R244.1

中国版本图书馆 CIP 数据核字 (2013) 第 187577 号

金盾出版社出版、总发行

北京太平路5号（地铁万寿路站往南）

邮政编码：100036 电话：68214039 83219215

传真：68276683 网址：www.jdcbs.cn

封面印刷：北京盛世双龙印刷有限公司

正文印刷：北京盛世双龙印刷有限公司

装订：北京盛世双龙印刷有限公司

各地新华书店经销

开本：850×1168 1/24 印张：6 字数：70千字

2013年12月第1版第1次印刷

印数：1～6 000册 定价：23.00元

作者简介

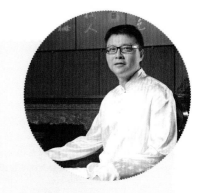

詹强　出生于中医世家，毕业于南京中医学院。现为杭州市中医院副院长、杭州市名中医、主任中医师、硕士生导师、广兴堂国医馆馆长、浙江省中医学会推拿分会副主任委员、杭州市针灸推拿学会会长。从事中医推拿临床工作 20 多年，擅长颈、肩、腰腿痛的综合保守疗法，同时开展足穴推拿疗法抗衰老的研究，《足部反射区推拿疗法对血清白细胞介素 -1B 表达的影响》获浙江省教育厅科技进步三等奖，课题《足穴推拿疗法对去卵大鼠骨生物力学状态影响的研究》获浙江省中医药科技创新二等奖，《足穴推拿疗法治疗原发性骨质疏松症的疗效观察与作用机制研究》获浙江省中医药科技创新三等奖，还有多项关于足穴推拿的研究课题荣获省、市级科技创新奖，出版各类医学专著和科普书籍 10 余册。并在省市多家电视台及杂志上开设养生保健专栏。

前 言

"晨起皮包水，睡前水包皮"。千百年来，一句普通的民间谚语在中国百姓中广为流传。睡前泡脚——人们用最简单、最经济的方式来消除一天的疲劳，维护着自己的健康。

做了 20 多年的医生，医治了数以万计的病人，但有时却面对着无法治愈的患者一筹莫展，他们那种无助的眼神往往使我心存内疚。我常想，作为一名医生，教大家简单的养生方法比抢救一个重病患者要有意义得多。

施仁潮教授提出花草养生的理念，向我讲述花草浴足写作思路，多年前的一位老者的养生经历给我很大的启发。那是 20 世纪 90 年代初，有一位退休老师长期失眠头痛找我治疗，我尝试了许多方法，针灸、推拿、中药一起用上还是没有疗效，他只好失望地走了。半年之后，有一天他突然出现在我的诊室门口，看见他红光满面，精神焕发，我非常吃惊，连忙问他用什么特效药治疗好他的顽疾。他告诉我一个非常实用的办法：每晚用大蒜、生姜、韭菜叶加上热水泡脚，然后搓脚心，半小时后浑身发热，美美睡去。

这个真实的故事提醒了我，其实生活中有很多让许多医生不屑的方法却能解决身体许多的困惑。当我这些年做了多项关于足部穴位按摩抗衰老的课题研究以后，我更明白了这个道理：只要你选对了一个养生方法并坚持去做，一定会给你的身体带来无穷的收益。

打开这本书，采些你喜欢的花花草草，随着我们一起开始奇妙的身体健康旅行吧。

作 者

目录

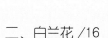

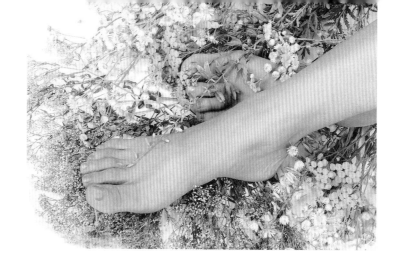

上篇 花草浴足助健身

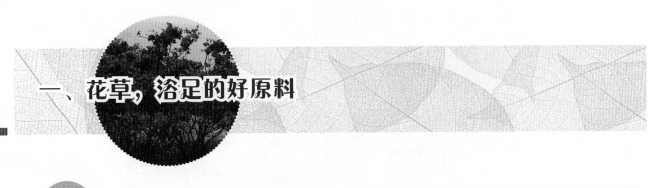

一、花草，浴足的好原料

1. 浴足助祛病保健

中华文明历经数千年的演变，中华传统保健也得到了很大的发展。在今天，我们的生活是越来越好，可是压力却越来越大，很多人没有健康的饮食习惯，也没有规律的作息时间和锻炼，身体常会出现一些问题。现在大家已开始意识到养生的重要性，不能等到疾病来临时再用药物治疗，而想在未生病之前就加强养身保健。足浴疗法，由于操作方便，保健效果显著，得以广泛流传，被越来越多的崇尚自然的老百姓所接受（图1-1）。

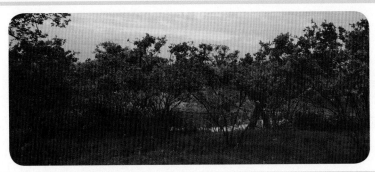

图1-1　崇尚自然

中国足浴疗法源远流长，春秋《礼记》记载了以中草药煎汤的"熏、蒸、浸、泡"疗法。古代神医扁鹊认为"足是人之根，足疗治全身"，他根据人们的生活习惯，发现了用中草药热水泡脚的祛病方法，据说这就是中药足浴的前身。之后因为诸多原因，足浴一直未能像针灸、中药等疗法一样登上大雅之堂，而是更多地在民间流传。但是足浴却被外国接受并得到了迅猛发展，在唐代即传入日本、朝鲜，元朝以后又传入欧洲。

为什么足浴能够在民间广泛流传至今？足被称为人的"第二心脏"，它是人体上一块蕴含无限宝藏的"器官"。足掌这个狭小的空间汇集了身体一半的经络。足为三阴经（肝、脾、肾）之始，三阳经（胃、胆、膀胱）之终，足部有六十余个穴位与五脏六腑有密切联系。据今两千多年前的医著《黄帝内经》中就详细介绍了全身的经络和腧穴，其中有许多是足部的穴位。它指出足部穴位可反映及治疗全身多种疾病，通过浸浴按摩，足部穴位相对应的内脏功能紊乱可以得到纠正，使人体恢复健康，起到保健延年的作用。

从古至今，我们的祖先发明了许多泡脚的方法，譬如说花草足浴疗法、热水足浴疗法、中药足浴疗法、醋足浴疗法和酒足浴疗法等等，不同的方法有着不同的疗效。

普通热水足浴疗法，是指通过水的温度和机械作用，刺激足部各穴位，促进气血运行、畅通经络，进而改善新陈代谢，起到防病及自我保健的效果。这是最简便的养生方法，每个人天天都可以用，当然，如果身体有病，那么单一的热水泡脚对治病就没什么效用了。

中药足浴疗法，是指选择适当的中药材，水煎后加入温水，然后进行足浴，中药的热气将足部的毛细血管扩张，中药有效成分通过皮肤毛细血管给穴位供药，再经经络运行到五脏六腑，进而达到防病、治病的目的。

醋足浴疗法，是指用米醋或老陈醋加水后泡脚的方法，最大的优点是可杀灭细菌，在一定程度上可以治疗脚气，可解决脚臭问题，也可以滋润皮肤，软化角质，增加皮肤弹性。

酒足浴疗法，是指用米酒或白酒加水后泡脚的方法，可以治疗关节酸痛、肢寒体冷、肚腹冷痛等症，如果加上药酒泡脚，疗效就更好了。

2. 花草浴足更益健康

虽然有许多浴足的好材料，我们首先推选的就是花草浴足疗法（图1-2）。

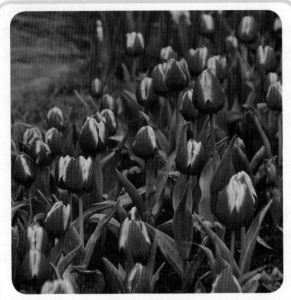

图1-2　花草浴足

花草浴足疗法，是指将花草和温水融合后，花草的香味、精华成分和药效会随着温水渗透入肌肤，达到防病保健的效果。有很多我们熟悉的古代名人喜欢浴足养生，宋朝苏东坡每晚都运用浴足来强身健体，曰："热浴足法，其效初不甚觉，但积累百余日，功用不可量，比之服药，其效百倍。"清代名臣曾国藩视"读书""早起"和"足浴保健"为其人生

的三大得意之举；近代京城名医施今墨也是每晚在温水中放花椒泡脚养生。唐朝美女杨贵妃喜欢用玫瑰浴足来养颜美容，她使用的方法在今天就叫花草浴足疗法。

花草可以爽心悦目，可以制茶烹饪，也可以治病救人。我们的脚，也可以用花草来养。将平时我们常见的花草，通过水的作用将花草精华渗透入肌肤，同时配合推、捏、掐、搓、拨、抓、点等多种中国传统推拿技巧，既可以活血美肤，又可以养生健体。

那么花草浴足疗法有什么养生效果呢？

首先，不同的花草有不同的作用。比如，玫瑰具有养颜活血、暖胃养肝、降火收敛的功效；金莲花有清暑、清心、消炎和健胃的功效；菊花有清肝明目、清凉解表的功效。还有很多的花草，我们在本书中将详细介绍。

其次，可以改善血液循环。水的温热作用，可扩张足部血管，增高皮肤温度，从而促进血液循环。有人做过测试，一个健康的人用45℃左右的温水浸泡双足30～40分钟，其全身血液的流量显著增加。

其三，可以促进新陈代谢。花草浴足可促进足部及全身血液循环，从而调节内分泌的功能，促使各内分泌腺体分泌各种激素，促进新陈代谢。

其四，可以消除疲劳。花草浴足的最大作用就是消除疲劳，古人从实践中早已总结出浴足可以放松肌肉，消除疲劳，调节人体功能，从而提高人体的免疫力，可以延年益寿。

其五，可以改善睡眠。花草浴足驱散足底沉积物和消除体内的疲劳物质，花草香味和精华渗透肌肤后使人处于休息状态，从而改善睡眠。

其六，可以养生美容。花草足浴刺激足部穴位，促进血脉运行，调理脏腑，达到强身健体、祛除病邪、养生美容的效果。

花草浴足有这么好的养生效果，那接着看看在家里我们怎么来操作。

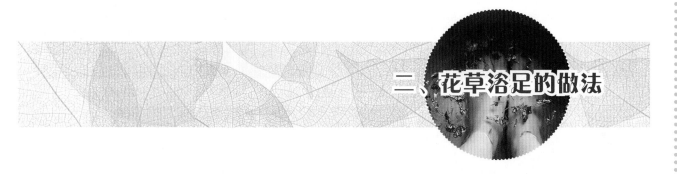

二、花草浴足的做法

上面我们介绍了花草浴足的好处，下面将告诉大家怎样进行花草浴足，它的操作流程又是怎么样的。

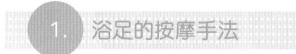

1. 浴足的按摩手法

食指点按法：一手握足，另一手半握拳，食指弯曲，以食指近侧指间关节定点按压（图1-3）。

指腹按压法：一手握足，以另一手的拇指指腹为施力点，按压足部反射区（图1-4）。

食指刮压法：一手握扶足部，另一手拇指固定，食指弯曲呈镰刀状，桡侧缘施力刮压按摩（图1-5）。

拇指尖端施压法：一手握足，另一手拇指尖端施力按压（图1-6）。

双指钳法：一手握足，另一手食指、中指弯曲呈钳状，夹住被施术的部位，拇指在食指中节上加压施力按摩（图1-7）。

双拇指指腹推压法：用双手拇指指腹同时施力推压。

双指拳法：用一手握扶足部，另一手半握拳，以食指、中指的近节指间关节顶点施力按摩（图1-8）。

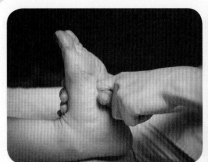
图1-3　食指点按法

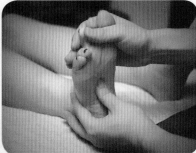
图1-4　指腹按压法

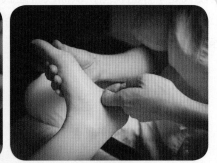
图1-5　食指刮压法

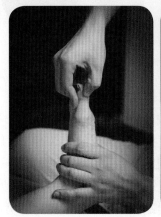
图1-6　拇指尖端施压法

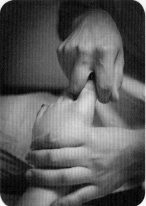
图1-7　双指钳法

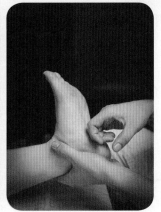
图1-8　双指拳法

2. 浴足的步骤

将相应的花草放入浴足盆内，倒入约3000毫升沸水，充分搅拌后加盖闷约5分钟，加入适量凉水，浸过踝关节以上，保持适合水温，同时双脚不停地活动或相互搓动，以促进水的流动，如水温下降，可再加入适量温水，温度控制在50℃以下。每次泡脚的时间以20～30分钟为宜，此外还须因人而异、因时而异、因地而异、因病而异的调整。如身体虚弱者及老年人，应控制在15分钟以内，儿童应控制在20分钟以内。每天泡脚的次数，1～2次较为合适。

每次浴足后，先用干毛巾擦干，取舒适的坐位，用较轻的力度从小腿后侧到足跟放松双脚一遍，即用双手揉、捏双脚约5分钟；再将一腿屈起，搁于另一腿膝上，一手扶握足部，另一手运用合适的手法刺激足底反射区，首先检查心脏反射区、额窦及脑垂体等反射区，食指点按上颌、下颌、鼻、斜方肌、甲状腺、肺、支气管等反射区10次，拇指指腹按揉心、脾、三叉神经反射区各10次，横刮足底，食指刮压法刮推膀胱、输尿管、生殖腺反射区10次，搓热足底，双手掌搓揉趾关节（内外侧），双指拳法点按肝、肾，胰、十二指肠等反射区，大肠反射区，小肠、肛门反射区各10次，拇指尖端施压法点按并叩击失眠点反射区15次，力度以酸胀为宜。一脚操作完毕，换脚再做一遍，全足放松结束治疗（图1-9）。

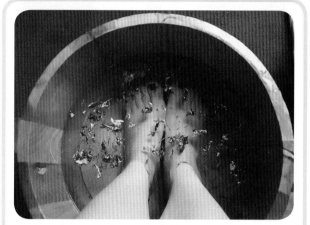

图1-9　浴足的步骤

3. 浴足的注意事宜

花草浴足看起来很简单，在家也可以做，但是我们还必须注意一些问题，否则不仅达不到强身健体的效果，还可能对健康有害。

泡浴时以水温在35℃～40℃为宜。温度过低时应加适量温水再用，温度过高时则须当心烫伤皮肤。

泡脚时心情要舒畅，可一边泡脚一边看书报、听音乐或看电视等等，让患者精神放松（图1-10）。

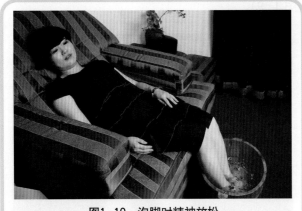

图1-10　泡脚时精神放松

进行花草浴足时，要边泡、边洗、边观察，如发现皮肤不适，出现红斑、瘙痒等过敏症状时，则应立即停止使用，若症状严重时应及时送医院诊治。

饭前饭后，或过饥、过饱时，均不宜进行浴足。浴足时室温要保暖，避风寒，浴后要用毛巾擦干双脚。冬天应在膝盖上加盖大毛巾保暖，并处处注意防寒保暖。

凡烧伤、脓疱疮、水痘、麻疹及足部外伤者不宜花草浴足。有严重感染者，如骨结核、化脓性关节炎、丹毒等也应该禁止。内外科重症患者，如严重心脏病、肝病、肺病患者，急性胃炎、十二指肠溃疡及各种恶性肿瘤患者，也应禁止花草药浴泡脚。浴足的时候，由于足部血管受热扩张，使头部血液供应量减少，患者可能会出现头晕的症状。这时候应暂停浴足，让患者平卧片刻后，症状可以消失。也可给患者冷水洗一下脚使足部血管收缩，以缓解症状。使用花草浴足疗法者，应持之以恒，方能获得满意疗效。如间断进行，则不会收到良好效果。

浴足尽量不用铜盆等金属盆。因为此类盆中的化学成分不稳定，容易与中药和花草中的鞣酸发生反应，生成鞣酸铁等有害物质，最好用木盆或搪瓷盆。

使用新鲜的花草。这个道理很简单，使用原材料如果都枯萎腐败，那自然达不到想要的效果了。

结束后应饮一杯温水，有助于气血的通畅，以达到良好的效果。

选好足反射区

为了让大家在自我按摩的过程中能更准确地找到各反射区位置（图1-11），这里作简单介绍。

足部与全身脏腑经络关系密切，并且承担身

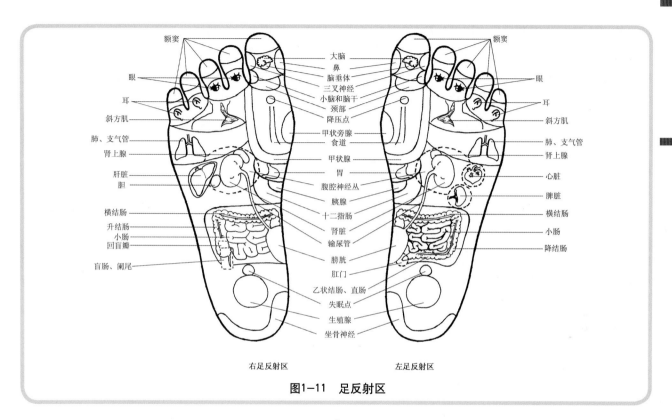

额窦　　大脑　　额窦
　　　　鼻
　　　　脑垂体
眼　　　三叉神经　　眼
耳　　　小脑和脑干　　耳
　　　　颈部
斜方肌　降压点　　斜方肌
　　　　甲状旁腺
肺、支气管　食道　　肺、支气管
肾上腺　甲状腺　　肾上腺
肝脏　　胃　　　心脏
胆　　　腹腔神经丛　脾脏
　　　　胰腺
横结肠　十二指肠　横结肠
升结肠　肾脏　　小肠
小肠　　输尿管
回盲瓣　膀胱　　降结肠
　　　　肛门
盲肠、阑尾　乙状结肠、直肠
　　　　失眠点
　　　　生殖腺
　　　　坐骨神经

右足反射区　　　左足反射区

图1-11　足反射区

体全部重量，故有人称足底是人类的"第二心脏"。由于足部血管神经分布密集，按照中医经络学说，足三阴、三阳经在脚部相互贯通，通过经络系统与全身连通，所以说，足部是人体信息相对集中的地方。各种生理病理的信息均可在足部显现出来。刺激足底反射区可以调整人体全身功能，治疗脏腑病变。所以，对足部加以手法按摩刺激，就能治疗许多疾病。　在进行足部按摩时，也要因人而异，按压反射区时，要进行持续性的刺激，有正常的压痛感最好，应以反射区内压痛最敏感部位为重点，当体内器官发生病变时，双足相应的反射区会有针刺感。

头（大脑）：位于两足足底拇趾趾腹的下部，左、右侧大脑的反射区在足部呈交叉反射。适用于高血压病，脑血管病变，脑震荡、头晕、头痛、失眠，中枢性瘫痪，眼花、神经衰弱等病症。

额窦：位于两足拇趾靠尖端 1 厘米的范围及其他八个足趾尖端，呈交叉反射。适用于脑中风、脑震荡、鼻窦炎、头痛、头晕、失眠、发热及眼、耳、鼻、口等病症。

小脑（脑干）：位于大脑反射区的后外侧。左、右侧小脑在足底部呈交叉反射，适用于脑震荡、高血压病、头痛、失眠、头昏、头重等病症。

脑垂体：位于两足拇趾趾腹正中央。适用于脑垂体、甲状腺、甲状旁腺、肾上腺、性腺、脾、胰等内分泌系统病症，更年期综合征及抗衰老等作用。

三叉神经：位于两足拇趾趾腹的外侧约45度处，呈交叉反射。适用于偏头痛、面瘫、面神经炎、腮腺炎、耳疾、鼻咽癌、失眠、头重等病症。

鼻：位于两足拇趾第一节趾腹底部内侧，约45度处，呈交叉反射。适用于急慢性鼻炎、鼻出血、过敏性鼻炎、鼻息肉、鼻窦炎等病症。

颈：位于两足拇趾根部，即小脑反射区下方。适用于颈部酸痛、颈部扭伤、落枕、高血压病等病症。

眼：位于两足底第二、三趾根部。适用于视神经炎、结膜炎、角膜炎、近视、远视、复视、斜视、散光、视网膜出血、白内障、青光眼等病症。

耳：位于两足底第四、五趾根部，呈交叉反射。适用于外耳道疖肿、中耳炎、耳鸣、重听等病症。

斜方肌（颈、肩部）：位于两足底眼、耳反射区下方。适用于颈肩背酸痛、手无力、麻木、肩活动障碍等病症。

甲状腺：位于两足底第一趾骨和第二趾骨之间，呈带状。适用于甲状腺功能亢进、甲状腺功能减退、慢性甲状腺炎、亚急性甲状腺炎等病症。

甲状旁腺：位于两足底内缘第一趾骨与第一跖关节处，适用于甲状旁腺功能减退，甲状旁腺功能亢进等病症。

肺、支气管反射区：位于两足斜方肌反射区外侧，自甲状腺反射区向外呈带状到足底外侧的肩反射区下方，前后宽约 1 厘米。适用于上呼吸道炎症、肺结核、肺气肿、胸闷等病症。

脾脏：位于左足底第4、5跖骨体间，心脏反射区下一拇指宽处。适用于食欲不振，消化不良，小儿厌食、贫血、发热、皮肤病、月经不调等病症。

胃：位于两足底第一跖骨的中、后部。适用于胃痛、恶心、厌食、胃酸增多、胃溃疡、消化不良、急慢性胃炎、胃下垂等病症。

十二指肠：位于胃反射区的后方，第一跖骨的基底部。适用于腹部饱胀、消化不良、十二指肠球部溃疡等病症。

胰腺：位于两足足底胃反射区与十二指肠反射区连接处。适用于糖尿病、胰腺囊肿、胰腺炎等病症。

肝脏：位于右足底第四跖骨与第五跖骨间，在肺反射区下方。适用于肝炎、肝硬化，以及肝气郁结所引起的胁痛、口苦、食欲不振等病症。

胆囊：位于右足底第三跖骨与第四跖骨间，在肝脏反射区之内。适用于胆结石、消化不良、胆囊炎等病症。

腹腔神经丛：位于两足足底中心，分布在肾脏反射区及其周围。适用于胃肠神经官能症、腹泻、便秘、打嗝、胃肠痉挛等病症，亦有助于镇静安神。

肾上腺：位于肾脏反射区上方，适用于生殖系统疾患、心律不齐、过敏症、哮喘、关节炎等病症。

肾脏：位于两足足底中央的深部。适用于肾盂肾炎、肾结石、排尿不畅、湿疹、水肿、尿毒症、肾功能不全等病症。

输尿管：位于足底胃反射区至膀胱反射区连成的一斜线型条状区域。适用于输尿管结石、输尿管炎、急慢性前列腺炎、前列腺肥大、输尿管狭窄等病症。

膀胱：位于两足足底内侧舟骨下方拇展肌之侧约45度处。适用于肾结石、输尿管结石、膀胱炎、尿道炎、尿频、尿急、尿痛、尿潴留、醉酒等病症。

盲肠（阑尾）：位于右足底跟骨前缘靠近外侧，与小肠、升结肠连接。适用于下腹部胀气、阑尾炎等病症。

回盲瓣：位于右足底跟骨前缘靠近外侧，在盲肠反射区的上方。适用于下腹部胀气、阑尾炎等病症。

升结肠：位于右足足底，小肠反射区之外侧带状区域。适用于便秘、腹泻、腹痛、急慢性肠炎等病症。

横结肠：位于两足足底间，横越足掌之带状区域。适用于便秘、腹泻、腹痛、急慢性肠炎等病症。

降结肠：位于左足掌，小肠反射区之外侧带状区域。适用于便秘、腹泻、腹痛、急慢性肠炎等病症。

直肠反射区：位于左足底跟骨前缘，呈一横带状。适用于腹泻、便秘、便血、直肠炎症、息肉等病症。

肛门：位于左足底跟骨前缘，直肠反射区的末端。适用于便秘、痔疮、脱肛、肛裂等病症。

生殖腺（卵巢或睾丸）：位于两足底跟骨中央，另一部位在足跟骨外侧区。适用于性功能低下、男子不育、女子不孕（功能失调所致），如女性月经量少、经期紊乱、经闭、痛经、卵巢囊肿、更年期综合征等病症。

小肠（空肠、回肠）：位于两足跖骨、楔骨至跟骨的凹下区域，为升结肠、横结肠、降结肠、直肠的反射区所包围。适用于胃肠胀气、腹泻、腹部闷痛等病症。

胸部淋巴：位于两足背第一跖骨与第二跖骨间缝处区域。适用于各种炎症、发热、囊肿、子宫肌瘤、胸痛、乳房或胸部肿瘤等病症（图1-12）。

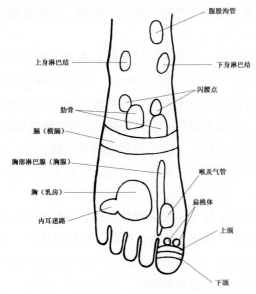

图1-12 足背反射区

喉：位于两足背第一跖趾关节的外侧缘。适用于喉炎、支气管炎、失声、嘶哑、声门水肿等病症。

上颌：位于两足拇趾第一趾间关节背侧近甲根部。适用于牙痛、上颌感染、上颌关节炎、牙周病、打鼾等病症。

下颌：位于两足拇趾第一趾间关节的背侧，与上颌反射区相接。适用于牙痛、下颌感染、下颌关节炎、牙周病、打鼾等病症。

古人云："春天洗脚，升阳固脱；夏天洗脚，暑湿可祛；秋天洗脚，肺润肠濡；冬天洗脚，丹田温灼。"养生就要先养脚（图1-13）。步态稳健，步行如飞，往往是健康长寿的标志，让我们翻开下一页，在阅读中找到适合自己的花草，享受花草浴足带来的健康滋味。

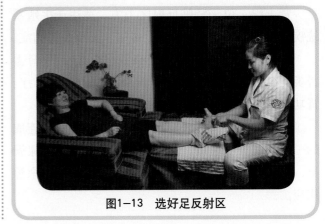

图1-13 选好足反射区

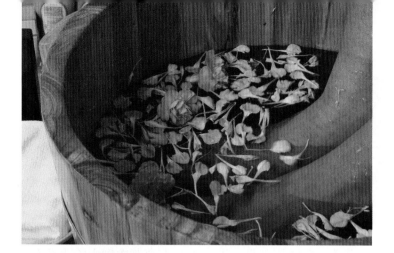

下篇 浴足花草

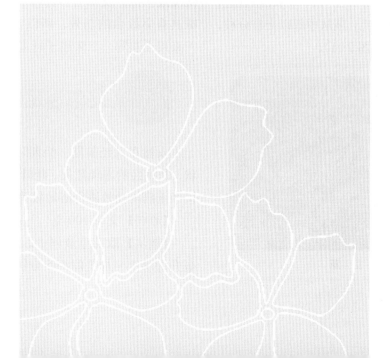

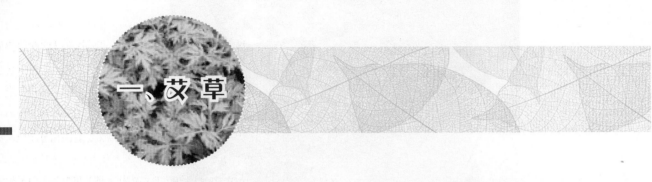

一、艾草

艾草又名香艾、蕲艾、艾蒿，我国的东北、华北、华东、西南及陕西、甘肃等均有分布。其适应性强，普遍生长于路旁、荒野、草地，为多年生草本，地下根茎分枝多。株高 45 ～ 120 厘米，茎直立，圆形有棱，外被灰白色软毛，茎从中部以上有分枝，茎下部叶在开花时枯萎（图 2-1）。

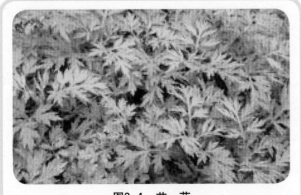

图2-1 艾草

艾草与中国人的生活有着密切的关系，每至端午节之际，人们总是将艾置于家中以"避邪"，秆枯后的株体泡水熏蒸以达消毒止痒，产妇多用艾水洗澡或熏蒸。艾草有一种特殊的香味，这特殊的香味具有驱蚊虫的功效，所以古人常在门前挂艾草，一来用于避邪，二来用于赶走蚊虫。

1. 艾草浴足调经

女性在月经前期、经期时的腹痛及全身伴随症状，是痛经的表现征象，此时取用艾草的温宫散寒、调经止痛的功效进行浴足较为适宜（图 2-2）。

【原料】艾草 100 克。

【做法】取艾草放桶中，加入准备好的约 3 000 毫升的沸水，加盖闷约 5 分钟，待药浴水的颜色渐渐加深，味渐浓，加入足量温水，以水温使双脚能耐受为度，再将双脚浸入水中，浸泡时间约为15分钟。

【作用】用温水泡脚，可以使脚部血液循环加快，更有效地吸收有效成分，因艾草有温宫散寒、调经止血之效，有助于调节月经不调、痛经等。

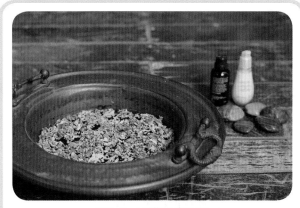

图2-2　艾草浴足调经

2. 艾草浴足散寒

当人们全身及背后有发凉感，怕冷风，遇热则感觉舒服等症状时，多为体内寒气过盛之象，在这时应用温热散寒的药草进行浴足最为相宜。

【原料】艾草70克，桂枝30克。

【做法】取艾草和之前先用热水浸泡半小时的桂枝液，一起放入桶中，加入准备好的约3 000毫升的沸水，加盖闷约5分钟，待药浴水的颜色渐渐加深，味渐浓，加入足量温水，水温宜稍高些，以水温使双脚能耐受为度，再将双脚浸入水中，浸泡时间约为15分钟。

【作用】使用桂枝配艾草进行温水浴足，因桂枝有温肺散寒的功效，有助于加强艾草的散寒作用，可消除各种寒冷性症状。

○‥‥‥‥‥ 配合刺激足反射区 ‥‥‥‥○

常规操作后，食指推按法刺激生殖腺反射区20～30次，用力均匀；然后推压脚后跟和推擦足心各5分钟，全足放松结束治疗，总约30分钟。换脚重复上述动作。

重点刺激生殖腺反射区。生殖腺（卵巢或睾丸）：位于两足底跟骨中央，另一部位在足跟骨外侧区。适用于性功能低下、男子不育、女子不孕（功能失调所致），如女性月经量少、经期紊乱、经闭、痛经、卵巢囊肿等病症。

3. 艾草与针灸

在诗经时代，艾草就已经是很重要的民生植物，一般用于针灸术中的"灸"。所谓针灸其实分成两个部分。"针"就是拿针刺穴道，而"灸"是拿艾草点燃之后去熏、烫穴位，艾草的药性在灸的过程中发挥了补益的作用。

孟子说："七年之病，求三年之艾。"意思是说7年之病很顽固，但3年以上的陈艾却有可能治愈它。艾草具有祛湿散寒、温经止血的作用。现代药理研究证明，它对多种细菌、病毒有不同程度的抑制作用。

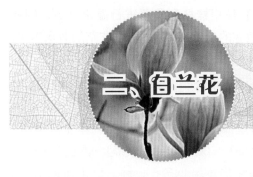

二、白兰花

白兰花别名黄桷兰、白缅桂、白兰、把兰，属木兰科含笑，原产印度尼西亚爪哇，我国广东、海南、广西、云南、福建、台湾及浙江南部陆地栽培，落叶乔木，高达 17 ~ 20 米，盆栽通常 3 ~ 4 米高，也有小型植株。树皮灰白，幼枝常绿，叶片长圆，单叶互生，青绿色，革质有光泽，长椭圆形。其花蕾好像毛笔的笔头，瓣有 8 枚，白如皑雪，生于叶腋之间（图 2-3）。古时多在亭、台、楼、阁前栽植。现多见于园林、厂矿中孤植，散植，或于道路两侧作行道树。北方也有作桩景盆栽。

白兰花含有芳香性挥发油、抗氧化剂和杀菌素等物质，不仅可以美化环境、净化空气、香化居室，而且从中提取出的香精油和干燥香料物质，还能够用于美容、沐浴、饮食及医疗。

白玉兰花在轻寒中怒放，给人一种蓬勃向上的好心境。《咏白玉兰》中写道：寒意将消料峭天，冰霜融尽醉春烟。一枝独秀清香溢，如玉冰清绽悒嫣。

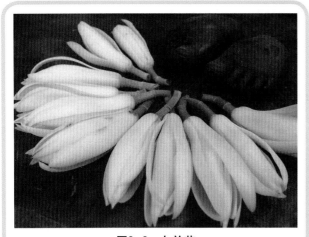

图2-3　白兰花

1. 白兰花浴足助止咳

　　肺脏虚弱，或感受风寒、风热之邪未及时祛除，会使人出现久咳不止的症状。

　　【原料】白兰花 100 克，桔梗 30 克。

　　【做法】先将桔梗进行单独煎煮，洗净后放入合适容器煎煮 1 小时左右并滤出药液备用，再取白兰花放入桶中，然后加入准备好的约 3 000 毫升沸水，加盖闷约 5 分钟，待其有效成分溢出，加入适量温水，以水温使双脚能耐受为度，再加入准备好的桔梗液，随后将双脚浸入水中，浸泡时间约为 15 分钟。

　　【作用】白兰花具有较强的止咳平喘作用，桔梗能开宣肺气，又能祛痰，两者合用温水浴足时，可使足部吸收有效成分，达到防治急慢性支气管炎、肺虚久咳等疾病的目的。

2. 白兰花浴足治足癣

　　脚部瘙痒难忍，多是因为内有湿热，发于皮肤表面所致，此时使用具有杀菌作用的白兰花进行浴足最为适合。

　　【原料】白兰花 100 克，白鲜皮 30 克。

　　【做法】取白兰花捣碎，白鲜皮研末备用。然后先将白兰花放入桶中，加入足量温水，因其含有的有效成分中有杀菌素，水温不宜太高，为 30℃～40℃，再倒入白鲜皮粉末，充分溶解后，将双脚浸入水中，浸泡时间约为 15 分钟。

　　【作用】因白兰花有效成分中含有杀菌素，白鲜皮清热解毒、祛风除湿，用其配合进行浴足有助于治疗各种脚部不适，脚痒难忍，如脚癣、皮炎等。

○⋯⋯⋯ **配合刺激足反射区** ⋯⋯⋯○

食指点按法中等力度点按肺、支气管、喉反射区 15 次。全足放松结束治疗。换脚重复上述动作。

肺、支气管反射区，位于两足斜方肌反射区外侧，自甲状腺反射区向外呈带状到足底外侧的肩反射区下方，前后宽约 1 厘米。刺激该区域有助于改善肺、支气管功能，适用于上呼吸道炎症、咳嗽咳痰、胸闷等病症。

喉反射区：位于两足背第一跖趾关节的外侧缘。适用于喉炎、支气管炎、失声、嘶哑、声门水肿等病症。

3. 生女儿种白兰的传说

传说居住在湘西的土家族，历来有"生女儿种白兰"的习俗。 在很早很早以前，有一猎人上山打猎，不知不觉进了深山老林，不见人影。寂寞之际，忽然听到一声鸟叫，一看是一只可爱的小鸟。猎人满心欢喜，就和小鸟一起前进。正当小鸟伴着猎人行进之际，一只老鹰扑过，啄住了这只小鸟，猎人气愤地举起枪，打死了那只老鹰，转过来再看小鸟时，小鸟已经死了。后来在小鸟死去的地方，长出了一棵白兰，猎人把这棵白兰带回家，栽在自家屋后，辛勤施肥浇水，第二年白兰花开，他的妻子同时生下了美丽的小女儿，猎人认为，女儿就是白兰花的化身。当女儿长大出嫁时，猎人又将这棵白兰作为陪嫁送给女儿婆家，女儿也一直幸福的生活着。一年一年过去，"生女儿种白兰"的人越来越多，遂成习俗代代相传。

三、百合花

百合花别名倒仙、百合蒜，主要分布在中国、日本、北美和欧洲等温带地区。我国是百合的重要原产地。百合花是世界名贵球根花卉，其性强健，喜凉爽湿润气候及半阴环境，忌直射阳光，不耐寒，忌干燥的石灰质土壤，在腐殖质丰富和排水良好的微酸性、深厚沙质土壤中生长最好，抗病力弱，要求栽培环境通风良好。百合花种类繁多，花色艳丽丰富，花形典雅大方，姿态娇艳因品种而异；花朵皎洁无瑕、晶莹雅致、清香宜人；百合花既宜盆栽和插花，又是常见的庭院花卉。鲜花用作插花，其花朵保鲜期长达 15 天，是世界著名的鲜切花（图2-4）。

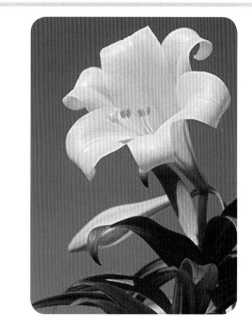

图2-4 百合花

1. 百合花浴足助益肺

肺脏娇嫩，喜润恶燥，当风燥伤肺，便会引起人的反复干咳、咳痰黏稠等症状。此时应用润肺滋阴的百合花进行浴足最为适宜。

【原料】百合花 100 克，麦冬 20 克。

【做法】取百合花撕成小片，与事先浸泡过半小时的麦冬片一起放入桶中，加入准备好的约3 000毫升沸水，加盖闷约 5 分钟，待药浴水的香味渐浓，加入足量温水，以水温使双脚能耐受为度，再将双脚浸入水中，浸泡时间约为 15 分钟。

【作用】百合花可清心润肺止咳，麦冬则可养阴生津，润肺清心。两药合用进行浴足有助于治疗肺燥引起的各种症状，如干性咳嗽，咳痰黏稠等。

2. 百合花浴足助安神

受失眠困扰的人们，经常会难以入睡，或睡眠质量不高，容易醒，多是由于心情抑郁或烦躁，神经衰弱等原因引起，运用此法进行浴足便可缓解各种失眠症状。

【原料】百合花 100 克，郁金香花 30 克。

【做法】取百合花和郁金香花混合后放入桶中，加入准备好的约 3 000 毫升沸水，加盖闷约 5 分钟，待药浴水的颜色渐渐加深，香味渐浓，加入足量温水，以水温使双脚能耐受为度，再将双脚浸入水中，浸泡时间约为 15 分钟。

【作用】百合花香味浓郁芳香，清心安神，有较好的安神作用，有效成分经双脚吸收后，对神经衰弱、心烦失眠有很好的防治作用，而配合郁金香花更加强了解郁安神的作用。

○⋯⋯⋯ **配合刺激足反射区** ⋯⋯⋯○

食指关节刮压大脑反射区 20 次，拇指尖端施压法点按失眠反射区 15 次，力度适中，酸胀为度；换脚再做一遍，全足放松结束治疗。

重点刺激头和失眠反射区。

大脑反射区：位于两足足底拇趾趾腹的下部，左、右侧大脑的反射区在足部呈交叉反射。适用于高血压病、头晕、头痛、失眠、中风、眼花、神经衰弱等病症。

失眠反射区：位于足底跟部、足底中线与内、外踝尖连线相交处，即脚跟的中心处。刺激该反射区可有利于缓解各种失眠症状。

3. 百合救人传佳话

相传古代有一群海盗，劫持了许多妇女、儿童，囚禁在一个孤岛上。后来岛上的食物吃光了，人们四处寻找食物，发现一种蒜头一般的草根，煮后很好吃，而且还能使身体衰弱、咯血的人恢复健康。这种既可食用又可润肺止咳的花，其鳞茎状的根好像百片组合成的，像一朵白莲花，因此，人们称它为"百合"。

4. 名人与百合花

早在公元 4 世纪时，人们将百合花只作为食用和药用。到南北朝时期，梁宣帝发现百合花很值得观赏，他曾诗云："接叶多重，花无异色，含露低垂，从风偃柳。"赞美它具有超凡脱俗，矜持含蓄的气质。至宋代种植百合花的人更多。大诗人陆游也利用窗前的土丘种上百合花。他也咏曰："芳兰移取遍中林，余地何妨种玉簪，更乞两丛香百合，老翁七十尚童心。"时至近代，喜爱百合花者也不乏其人。昔日中华人民共和国国家名誉主席宋庆龄对百合花就深为赏识，每逢春夏，她的居室都经常插上几枝。当她逝世的噩耗传出后，她生前的美国挚友罗森大夫夫妇，立即将一盆百合花送到纽约的中国常驻联合国代表团所设的灵堂，以表达对她深切的悼念。

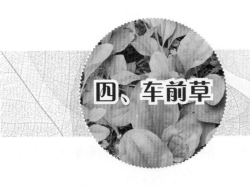

四、车前草

车前草生长于田野畦畔、山地路旁、屋旁荒地（图2-5）。多年生宿根草本。根茎短缩肥厚，密生须状根。叶全部根生，叶片平滑，广卵形，边缘波状，间有不明显钝齿，主脉五条，向叶背凸起，成肋状伸入叶柄，叶片常与叶柄等长。春夏秋株身中央抽生穗状花序，花小，花冠不显著，结椭圆形蒴果，顶端宿存花柱，熟时盖裂，撒出种子。主产于我国江西、河南、安徽、江苏等地。

1. 车前草浴足助通淋

淋证是以小便频率高但量较少，尿道灼热疼痛，排出不畅为主要特征的病症，此时用利尿通淋的车前草作为浴足材料最为适合（图2-6）。

【原料】车前草100克，泽泻30克。

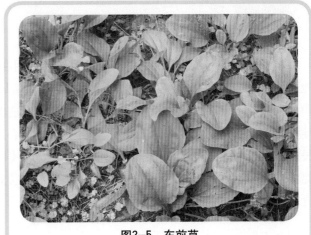

图2-5　车前草

【做法】取车前草、泽泻切碎，放入煎煮的容器中，放入适量的水进行煎煮，每次时间为0.5～1小时，煎煮2～3次，每次都滤出煎煮液，将所有取出的药液倒入桶中，加入足量温水，以水温使双脚能耐受为度，再将双脚浸入水中，浸泡时间约为15分钟。

【作用】车前草利尿通淋，泽泻利尿消肿，当有效成分溶于浴水，通过双脚吸收后，有助于治疗尿淋，尤其对于淋证湿热下注于膀胱，尿频，尿急，小便黄赤，还有在小便时感到涩痛的人士特别适合。

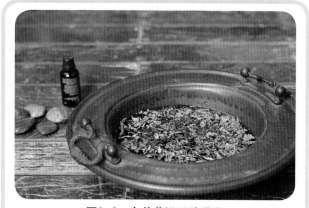

图2-6　车前草浴足助通淋

2. 车前草浴足助止泻

暑湿泄泻是因感受暑邪，暑气犯脾，脾失健运，表现为腹泻、身热心烦、口渴汗出或腹痛暴泻、痛泻交作、呕吐肠鸣、小便赤涩。此时应用清热渗湿止泻的车前草浴足较为合适。

【原料】车前草100克，车前子50克。

【做法】取车前草捣碎，车前子用纱布包裹，放入桶中，然后加入准备好的约3 000毫升沸水，加盖闷约5分钟，待其有效成分溢出，药浴水的颜色渐渐加深，味渐浓，加入足量温水，以水温使双脚能耐受为度，再将双脚浸入水中，浸泡时间约为15分钟。

【作用】车前草渗湿止泻，而车前子是车前草的干燥成熟种子，同样具有清热利尿，渗湿通淋的作用，车前草配车前子能加强清热渗湿的作用，改善腹泻、腹痛、胃部堵胀等不适症状。

○⋯⋯⋯ 配合刺激足反射区 ⋯⋯⋯○

由足趾向足跟方向推按输尿管反射区30次，以酸胀为度。全足放松结束治疗。换脚重复上述动作。

输尿管反射区：位于足底胃反射区至膀胱反射区连成的一斜线型条状区域。膀胱反射区：位于两足足底内侧舟骨下方拇展肌之侧约45度处。适用于肾结石、输尿管结石、膀胱炎、尿道炎、前列腺增生症、排尿不畅等病症。

3. 车前草救汉将的传说

当年汉将马武领兵作战，不料兵败被困，军中粮尽水竭，数万将士众多患"血尿病"，生命危在旦夕。惟有三匹战马因常啃路上车辙的无名小草，而幸免此疫。细心的车夫发现此况，便挣扎着往车道中扯来那种无名小草，生嚼吞食，不料所患痢疾竟然好了。他高兴异常，忙将此事禀告马武，马武即下令全军服用，几天内，患者痊愈，终于杀出重围。后来马武想到这次死里逃生，无限感慨地说："全军死而复生，全仗路旁车前之仙草也！"从此，人们管这种野草叫车前草。

4. 车前草民谣

车前草是一种味道鲜美的野菜，在我国东北被称为"车轱辘菜"，民谣《车轱辘菜》就是车前草的写照。

车轱辘菜呦叶儿圆，长也长不高来爬也爬不远，花开无艳蜂不采，尘土盈装少人怜；
车轱辘菜呦叶儿圆，撸也撸不尽来采也采不完，山泉水煮青白显，不加油盐苦也甘；
车轱辘菜呦叶儿圆，踩也踩不死来压也压不烂，山野险崖皆为家，愿伴春风碧河川！

车前草煲猪小肚：新鲜车前草60～90克，猪小肚200克，生姜3～4片。将车前草洗净浸泡；猪小肚冲净，用食盐或生粉反复洗净至无异味，切为小块。一起与生姜放进瓦煲内加入清水3000毫升（约12碗水量），武火煲沸后改为文火煲约3小时，调入适量食盐、油便可。本膳能治疗膀胱炎、尿道炎、眼结膜炎、妇女因湿热所致的白带过多等症。

车前草粥：鲜车前草30克，大米50克，葱白2茎。将车前草、葱白择净，放入药罐中，浸泡5～10分钟后，水煎取汁，加大米煮为稀粥服食，每日1剂，连续服5～7天。本膳可利湿通淋，清热明目。适用于小便不利，目赤肿痛，视物昏花及暑热泄泻。

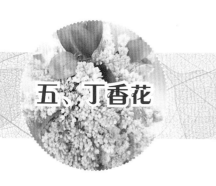

五、丁香花

丁香花绽开于百花争奇斗妍的仲春，花繁色丽，十分惹人爱（图2-7）。丁香属木樨科，丛生大灌木或小乔木。原产于我国东北、华北地区。现仍有许多野生种，如小叶丁香、毛叶丁香、红丁香、辽东丁香等。丁香花原为紫色，故又叫紫丁香。白花

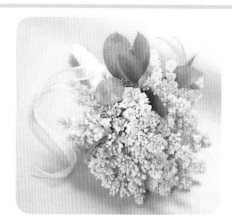

图2-7　丁香花

丁香是紫丁香的变种，花香比紫丁香浓烈，更受人们喜爱。此外，经人们多年培植，还有佛手丁香，其花重瓣，香似茉莉；垂丝丁香，其花内白外红，花朵倒垂，风姿秀丽可人；荷花丁香，其花黄白色，香味与女贞花相似，一派素雅风韵；南丁香，其花蓝紫色，十分雅致。

1. 丁香花浴足助降逆

寒气侵袭脾胃，脾胃的升清降浊功能受损，而产生各种呕逆、吐泻症状，丁香花则能温胃散寒降逆，用其做浴足材料，最为相宜。

【原料】丁香花100克。

【做法】取丁香花放入桶中，加入准备好的约3000毫升沸水，加盖闷约5分钟，待药浴水的颜

色渐渐加深，香味渐浓，加入足量温水，以水温使双脚能耐受为度，再将双脚浸入水中，浸泡时间约为 15 分钟。

【作用】丁香花能温中、降逆，而用温水浴足可驱散胃中寒气，如此便能防治由于胃寒引起的呕逆、吐泻等症状。

2. 丁香花浴足祛足癣

足癣、足部湿疹多是由于内有湿热，发于皮肤，表现为局部瘙痒，并有斑块的一种病症，治疗上应解毒止痒，用具有杀菌作用的丁香花配合燥湿止痒的地肤子作浴足材料最为合适（图 2-8）。

【原料】丁香花 100 克，地肤子 35 克。

【做法】将丁香花洗净后放入浴足桶中，再将地肤子研成粉末也放入桶中，加入准备好的约 3 000 毫升沸水并搅拌促进粉末溶解，然后加盖闷约 5 分钟，待其中成分渐渐溶解，药草的香味渐浓，加入足量凉水，使水温控制在 30℃以下，并能使双脚浸没为度，再将双脚浸入水中，浸泡时间约为 15 分钟。

【作用】丁香花的有效成分中有杀菌作用，配合地肤子的清热利湿、祛风止痒作用，便能除湿祛痒，有助于治疗足部癣症。

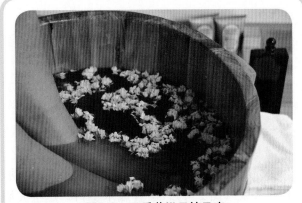

图2-8　丁香花浴足祛足癣

○‥‥‥‥‥ 配合刺激足反射区 ‥‥‥‥‥○

食指推按法推按腹腔神经丛 30 次，用力均匀、快速、适中；拇指指腹按揉胃反射区 15 次，酸胀为度；全足放松结束治疗。换脚重复上述动作。

胃反射区：位于两足底跖骨的中、后部。适用于胃痛、胃酸增多、胃溃疡、消化不良、急慢性胃炎、胃下垂等病症。

腹腔神经丛反射区：位于两足底中心，分布在肾脏反射区及其周围。适用于胃肠神经官能症、腹泻、便秘、打嗝、胃肠痉挛等病症，亦有助于镇静、安神。

3. 爱情与幸福的象征

在文学里，丁香花是爱情与幸福的象征，常被人们誉为"爱情之花""幸福之树"。这在文人墨客的诗文中常有描写。唐代诗人李商隐在《代赠》一诗中用"楼上黄昏欲望休，玉梯横绝月如钩；芭蕉不展丁香结，同向春风各自愁"的诗句，借丁香喻爱情，描述了年轻女子思念情郎的眷恋心情。

4. 忧伤哀婉的《丁香花》

网络歌手唐磊所作的一首忧伤哀婉的歌曲《丁香花》，引起了众多网友的强烈共鸣，现已广为人知。

你说你最爱丁香花，因为你的名字就是它，多么忧郁的花，多愁善感的人啊。

当花儿枯萎的时候，当画面定格的时候，多么娇嫩的花，却躲不过风吹雨打。

飘啊摇啊的一生，多少美丽编织的梦啊，就这样匆匆地走啦，留给我一生牵挂。

那坟前开满鲜花是你多么渴望的美啊，你看那漫山遍野，你还觉得孤单吗？你听那有人在唱那首你最爱的歌谣啊，尘世间多少繁芜，从此不必再牵挂。

院子里栽满丁香花，开满紫色美丽的鲜花，我在这里陪着她，一生一世保护她。

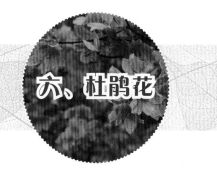

六、杜鹃花

杜鹃花又名映山红、山石榴、山踯躅、红踯躅、金达莱、山鹃（图2-9）。中国是杜鹃花的分布中心，约有460种，除新疆和宁夏外，各省区均有分布。西藏东南部、四川西南部、云南西北部是最集中的

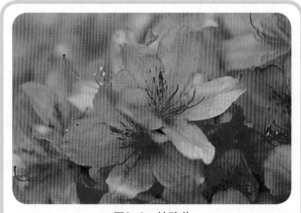

图2-9　杜鹃花

产地，均分别占百种以上，仅云南的杜鹃花品种就占全国品种的一半以上。世界上许多国家从这里引种。杜鹃花种类繁多，形态各异。由大乔木（高可达20米以上）至小灌木（高仅10～20厘米），主干直立或呈匍匐状，枝条互生或轮生。冬季有短暂的休眠期，以后随温度上升，花芽逐渐膨大，一般露地栽培在3～5月开花,高海拔地区则晚至7～8月开花。

杜鹃花为中国十大名花之一。在所有观赏花木之中，称得上花、叶兼美、地栽、盆栽皆宜，用途最为广泛。白居易赞曰："闲折二枝持在手，细看不似人间有，花中此物是西施，鞭蓉芍药皆嫫母。"

今江西、安徽、贵州以杜鹃花为省花，定为市花的城市多达七八个，足见人们对杜鹃花的厚爱。

1. 杜鹃花浴足和血止痛

痛经，指经期前后或行经期间，出现下腹部痉挛性疼痛，并有全身不适，严重影响日常生活者。杜鹃花可调经和血止痛，即为浴足合适的材料。

【原料】杜鹃花100克。

【做法】取杜鹃花放桶中，如是鲜品可适量增多，加入准备好的约3 000毫升沸水，加盖闷约5分钟，待药浴水的颜色渐渐加深，香味渐浓，加入足量温水，以水温使双脚能耐受为度，再将双脚浸入水中，浸泡时间约为15分钟。

【作用】温水浴足使双脚和足底血液循环加快，血管和毛细孔扩张，有利于有效成分的吸收，杜鹃花泡脚可助治疗月经不调、痛经。

2. 杜鹃花浴足助治便血

肠风下血，大肠被风邪所伤，经络受损，以致产生的各种便血、痔疮出血等症状。

【原料】杜鹃花 100 克，地榆 30 克。

【做法】取杜鹃花、地榆，适当捣碎后，放入煎煮的容器中，放入适量的水进行煎煮，每次时间为 0.5 ～ 1 小时，煎煮 2 ～ 3 次，每次都滤出煎煮液，将取出的药液倒入桶中，加入足量凉水，以水温使双脚能耐受为度，再将双脚浸入水中，浸泡时间约为 15 分钟。

【作用】杜鹃花可治疗风燥伤及大肠引起的各种便血，地榆凉血止血，解毒敛疮，适用于便血、痔血。两者配合使用可有效防治肠风下血，便血，痔血。

○········ 配合刺激足反射区 ········○

中重力度按揉直肠反射区 20 次，以患者局部有酸麻痛感为度，拇指尖端施压法点按生殖腺反射区 20 次，换脚再操作一遍，全足放松结束治疗。

生殖腺（卵巢或睾丸）反射区：位于两足底跟骨中央，另一部位在足跟骨外侧区。适用于性功能低下、男子不育、女子不孕（功能失调所致）和女性月经量少、经期紊乱、经闭、痛经、卵巢囊肿、更年期综合征等病症。

直肠反射区：位于左足底跟骨前缘，呈一横带状。适用于腹泻、便秘、便血、直肠炎症、息肉等病症。

3. 代表孝心的杜鹃花

闽东山区杜家村里有一户穷人家，家中三口人，母亲和两个儿子。大儿子叫杜大，弟弟叫杜二，兄弟俩以贩卖私盐为生，养活老母。杜大力大，一次可挑盐 300 斤，杜二力小，一担不过 50 斤。所以，杜大担负着养家的重任，杜二只能帮帮忙。 有一天，杜大由于盐担子太重，盐担滑下把一个小孩压死了。

人命关天，杜大被官府抓去，判了死刑。杜二去探监，兄弟俩相抱痛哭。弟弟说："我去替死。哥哥你留下照看母亲吧。"说着弟弟把哥哥推出门外，自己进了牢房。 过了两天，杜二作了替死鬼。可是杜大怕事，出来后并没有回家养母，不知藏到哪里去了。杜二灵魂化作杜鹃鸟，到处飞叫："哥哥回来！哥哥回来！"一边叫，一边口中滴出鲜血。鲜血滴处，长出了红杜鹃。此后，每年春天满山一片红杜鹃花，人们都说，这是杜二的鲜血与孝心。

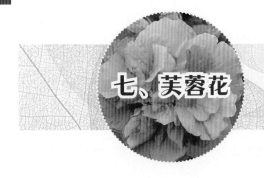

七、芙蓉花

芙蓉，又名木芙蓉、拒霜花、木莲（图2-10）。原产于我国四川、云南、山东等地，属锦葵科，落叶大灌木或小乔林，高可达7米。茎具星状毛或短柔毛。叶大，阔卵形而近于圆状卵形，掌状5～7裂，边缘有钝锯齿，两面均有黄褐色绒毛，花形大而美丽，生于枝梢，单瓣或重瓣，花梗长5～8厘米，着生小苞8枚，萼短，钟形，10～11月开花，清晨开花时呈乳白色或粉红色，傍晚变为深红色。蒴果，球形。

芙蓉花喜欢温暖湿润的气候，喜阳光，适应性

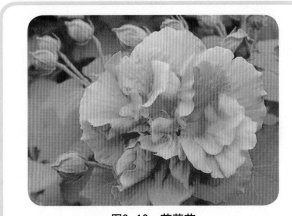

图2-10　芙蓉花

较强。成都一带栽培最多，历史悠久，故成都又有"蓉城"之称。芙蓉花朵极美，是深秋主要的观花树种。芙蓉用途较广，树皮纤维可搓绳、织布；根、花、叶均可入药，外敷有消肿解毒之效。

1. 芙蓉花浴足治咳嗽

肺热咳嗽多因肺部受风热侵袭，而出现的咳嗽、胸痛，咳黄色黏痰。芙蓉花清热凉血、消肿排脓，适用于防治肺热咳嗽。

【原料】芙蓉花 100 克。

【做法】取芙蓉花捣碎后放入桶中，加入准备好的约 3 000 毫升沸水，加盖闷约 5 分钟，待药浴水的颜色渐渐加深，香味渐浓，加入足量凉水，水温宜凉，再将双脚浸入水中，浸泡时间约为 15 分钟。

【作用】芙蓉花具有清热凉血、消肿排脓等功效，适用于防治肺热咳嗽、肺痈等病症。

2. 芙蓉花浴足止崩漏

崩漏是指妇女非周期性子宫出血，其发病急骤，暴下如注，大量出血者为"崩"；病势缓，出血量少，淋漓不绝者为"漏"。 芙蓉花具有清热凉血、去热化瘀作用，为做浴足的好材料。

【原料】芙蓉花 100 克，地榆 30 克。

【做法】取芙蓉花、地榆放入煎煮的容器中，放适量的水进行煎煮，每次时间为 0.5 ~ 1 小时，煎煮 2 ~ 3 次，每次都滤出煎煮液，将取出的药液倒入桶中，加入足量凉水，以水温使双脚能耐受为度，再将双脚浸入水中，浸泡时间约为 15 分钟。

【作用】芙蓉花有去热化瘀作用，可用于血热瘀阻引起的崩漏。配合地榆凉血止血，解毒敛疮。两者配合使用对防治崩漏有较好效果。

○········ 配合刺激足反射区 ·········○

用拇指指腹，使用中等力度点按肺、支气管反射区 30 次。中重等力度点按生殖腺反射区 20 次，以患者局部有酸麻痛感为度，换脚再操作一遍，全足放松结束治疗。

肺、支气管反射区：位于两足斜方肌反射区外侧，自甲状腺反射区向外呈带状到足底外侧的肩反射区下方，前后宽约 1 厘米。配合芙蓉花浴足可适用于肺热咳嗽、肺结核、肺气肿等病症。

生殖腺（卵巢或睾丸）反射区：位于两足底跟骨中央，另一部位在足跟骨外侧区。适用于经期紊乱、经闭、痛经、崩漏、卵巢囊肿、更年期综合征等病症。

3. 你不知道的芙蓉

芙蓉在古代本是荷花的别称。魏晋时期的诗人文士曹植、潘岳、鲍照均作过《芙蓉赋》。直至唐代，荷花还常被叫做芙蓉。如大诗人李白的名句："清水出芙蓉，天然去雕饰。"诗中的"芙蓉"，即为荷花。但后来就开始区别荷花和木芙蓉了。木芙蓉，即指我们今天所说的芙蓉花。大约自宋代起，鲜有人将荷花叫做芙蓉了。

相传在宋代，有一个开满红花的芙蓉城。在宋真宗时期的大学士石曼卿死后，仍然有人遇到他，在这场恍然若梦的相遇中，石曼卿说他已经成为芙蓉城的城主，后来人们就将石曼卿称为十月芙蓉的花神。

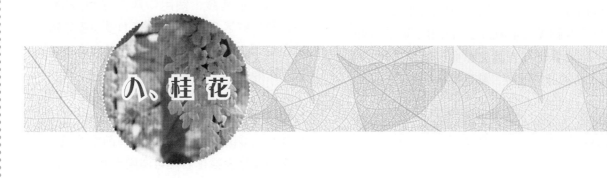

八、桂花

桂花又名木樨、月桂、金桂、岩桂、九里香，为木樨科（图2-11）。桂花原产于我国西南和中部，现广泛栽种于长江流域及以南地区，我国西南部、四川、云南、广西、广东和湖北等省区均有野生，印度、尼泊尔、柬埔寨也有分布。常绿乔木,高 3 ~ 15 米,枝灰色。叶对生,革质,长椭圆形,全缘。花簇生于叶腋,花淡黄白色,4 裂。核果椭圆形,熟时紫黑色。桂花的品种很多,常见的有四种：金桂、银桂、丹桂和四季桂。喜温暖湿润的气候,耐高温而不耐寒,为温带树种。桂花叶茂而常绿,树龄长久,秋季开花,芳香四溢,是我国特产的观赏花木和芳香树。

桂花芳香,提取芳香油,制桂花浸膏,可用于食品、化妆品的生产。所以,后经群众性评选,桂树一跃登上 10 大名花的宝座,我国有 20 多个城市以桂花为市花,尤其是杭州,金秋十月,香溢西子。

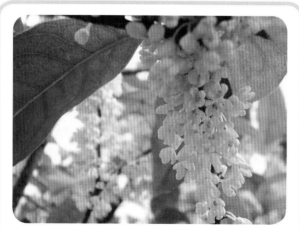

图2-11 桂 花

1. 桂花浴足散寒止咳

寒气最易侵袭肺,肺受寒邪所伤便表现出咳嗽、咳痰等症状,桂花性温,用其进行浴足可助散寒止咳。

【原料】桂花 100 克,桂枝 30 克。

【做法】取桂花、桂枝放桶中,加入准备好的约 3 000 毫升沸水,加盖闷约 5 分钟,待药浴水的颜色渐渐加深,香味渐浓,加入足量温水,以水温使双脚能耐受为度,再将双脚浸入水中,浸泡时间约为 15 分钟。

【作用】桂花入肺经,用桂花进行温水浴足有助于散寒化痰止咳;桂枝发汗解表,温经止痛,加强了散寒之力,两者配合适用于外感风寒引起的咳嗽。

2. 桂花浴足治腹痛

经闭腹痛多发于未婚女子,多由于瘀血阻滞,不通则痛,以致腹痛,伴小腹坚硬有块,痛处固定,治宜用散寒破结化瘀的桂花浴足（图 2-12）。

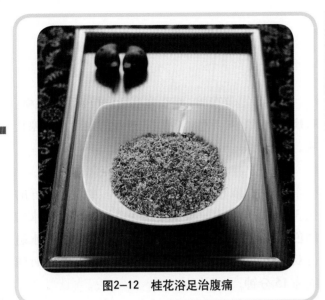

图2-12　桂花浴足治腹痛

【原料】桂花100克，红花30克。

【做法】先将红花洗净后煎汁，煎汁2～3次，每次煎煮半小时，并取出汁液备用。取桂花放桶中，加入准备好的约3 000毫升沸水，加盖闷约5分钟，待药浴水的颜色渐渐加深，加入事先备好的红花汁，再加入足量温水，以水温使双脚能耐受为度，再将双脚浸入水中，浸泡时间约为15分钟。

【作用】桂花具有散寒破结之功，再结合红花的活血化瘀通经之效，两者合用进行温水浴足，治疗寒凝瘀血所致的经闭腹痛。

○⋯⋯⋯ 配合刺激足反射区 ⋯⋯⋯○

使用较重力度点按肺，支气管反射区10次，并在腹腔神经丛反射区运用按揉法操作15次，换脚再操作一遍，全足放松结束。

肺、支气管反射区：位于两足斜方肌反射区外侧，自甲状腺反射区向外呈带状到足底外侧的肩反射区下方，前后宽约1厘米。配合桂花浴足可适用于温肺止咳，化痰平喘。

腹腔神经丛反射区：位于两足底中心，分布在肾脏反射区及其周围。适用于胃肠神经官能症、腹痛、腹泻、便秘等病症。

3. 桂花酒的来历

古时候两英山下，住着一个卖山葡萄酒的寡妇，她为人豪爽善良，酿出的酒味醇甘美，人们尊敬她，称她仙酒娘子。一年冬天，天寒地冻。清晨，仙酒娘子见门外躺着一个骨瘦如柴、衣不遮体、奄奄一息的乞丐，就把他背回家里，先灌热汤，又喂了半杯酒，那乞丐才慢慢苏醒过来，非常感激她。送给她一个黄布袋，袋中贮满许许多多种子，另有一张黄纸条，上面写着："月宫赐桂子，奖赏善人家。福高桂树碧，寿高满树花。采花酿桂酒，先送爹和妈。吴刚劝善者，降害奸诈滑。"

仙酒娘子这才明白，原来这乞丐是吴刚神仙变的。她把种子种下，很快长出桂树，桂花一开，满院馨香。是她的善行感动了月宫里管理桂树的吴刚大仙，才把桂树带到人间。从此人间才有了桂花与桂花酒。

4. 山寺月中寻桂子

农历八月，古称桂月，此月是赏桂的最佳时期，又是赏月的最佳月份。中国的桂花，中秋的明月，自古就和我国人民的文化生活联系在一起。许多诗人吟诗填词来描绘它、颂扬它，甚至把它加以神化，嫦娥奔月、吴刚伐桂等月宫系列神话，月中的宫殿，宫中的仙境，已成为历代脍炙人口的美谈，也正是桂花把它们联系在一起。桂树竟成了"仙树"。宋代韩子苍诗："月中有客曾分种，世上无花敢斗香。"李清照称桂花树"自是花中第一流"。白居易《忆江南》：江南好，风景旧曾谙。日出江花红胜火，春来江水绿如蓝。能不忆江南？江南忆，最忆是杭州。山寺月中寻桂子，郡亭枕上看潮头。何日更重游？江南忆，其次忆吴宫。吴酒一杯春竹叶，吴娃双舞醉芙蓉。早晚复相逢？所以后经群众性评选，桂树一跃登上10大名花的宝座，并成为杭州的市花。

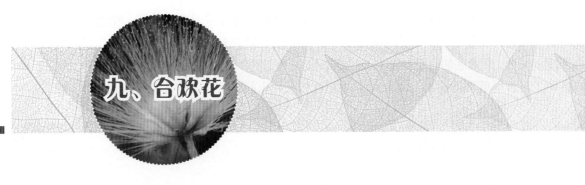

九、合欢花

合欢花又称夜合花，属头状花序（图2-13）。叶纤密，圆而绿，似槐而小，相对生。树皮灰褐色，小枝带棱角。6月初开花。花丝细长而弯曲，长 0.7 ~ 1 厘米，淡黄棕色至淡黄褐色，花序头状，其特点是花轴极度缩短、膨大成扁形；花轴基部的苞叶密集成总苞，开花顺序由外向内。伞房状排列，腋生或顶生；气微香。生长于路旁、林边及山坡上。分布于华东、华南、西南及辽宁、河北、河南、陕西。

夏季花开放时择晴天采收，及时晒干可药用。药材皱缩成团，有如棉絮。气微香，味淡以身干色黄、无泥染、花不碎者为佳。

合欢的花与皮均为常用中药。合欢花性平，主要用于心神不宁、忧郁失眠、郁结胸闷、健忘、眼疾、神经衰弱、筋骨折伤、痈疮肿毒等。

合欢皮有养心安神的作用，合欢水煎剂有催产作用，对妊娠子宫尤为明显。作为神经系统的强壮调节剂，合欢还用来缓解急躁情绪，疏解抑郁，调畅情志，使心情安定，神明畅达。

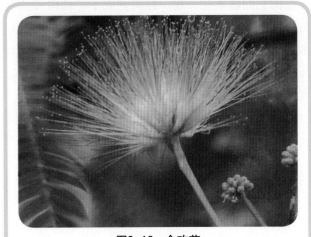

图2-13　合欢花

1. 合欢花浴足助安神

压抑太久，或者所愿未遂，容易产生抑郁，抑郁久了就会转化为有闷热感，继而产生烦扰失眠，精神不宁等现象。合欢花善于清热解郁安神。

【原料】合欢花 100 克。

【做法】合欢花 70 克捣碎，与剩下的 30 克一并放桶中，再加入准备好的约 3 000 毫升沸水，加盖闷约 5 分钟，待其有效成分溢出，浴水颜色渐深味渐浓，加入足量凉水，水温宜凉，再将双脚浸入水中，浸泡时间约为 15 分钟。

【作用】合欢花芳香浓郁，并且能清热解郁安神，再用较凉的水进行浴足，更可以加强合欢花清热解暑的作用，有助于防治各种抑郁化热症状。

2. 合欢花浴足解暑热

暑热天气，人们会经常感觉心情烦躁，甚至会有发热，口渴汗少等暑热症状，这时用清热解暑的药草进行浴足便可收到解暑效果。

【原料】合欢花 100 克，鲜荷叶 30 克。

【做法】取合欢花、鲜荷叶捣碎，混合后放入桶中，再加入准备好的约 3 000 毫升沸水，加盖闷约数分钟，待其水温逐渐下降至 50℃ 左右，其有效成分溢出后，加入足量凉水，以水温使双脚能耐受为度，再将双脚浸入水中，浸泡时间约为 15 分钟。

【作用】鲜荷叶能清热解暑，而合欢花除了解郁安神，还有清热解暑的作用，两者配用做浴足，便可解暑清热。

○……… 配合刺激足反射区 ………○

全足放松后用拇指指腹，使用中等力度点按大脑反射区 15 次，换脚再操作一遍，最后推按足跟和推擦足心 5 分钟，全足放松结束治疗。

重点刺激头反射区。

头（大脑）反射区：位于两足足底拇趾趾腹的下部，左、右侧大脑的反射区在足部呈交叉反射。适用于高血压病，头晕、头痛、失眠，中枢性瘫痪，神经衰弱等病症。

3. 结作双葩合一枝

相传虞舜南巡仓梧而死，其妃娥皇、女英遍寻湘江，终未寻见。二妃终日恸哭，泪尽滴血，血尽而死，遂为其神。后来，人们发现她们的精灵与虞舜的精灵"合二为一"，变成了合欢树。合欢树叶，昼开夜合，相亲相爱。自此，人们常以合欢表示忠贞不渝的爱情。

"虞舜南巡去不归，二妃相誓死江湄。空留万古得魂在，结作双葩合一枝"。江湄波涛，千年万载，合欢繁衍，几多春秋。韦庄的诗讴歌了舜为民众劳碌奔波的精神，赞颂了娥皇、女英二妃纯洁的爱情，也浓缩了一个动人的传说。

相传过去男女结婚时，夫妻要共饮合欢花泡的茶，以示夫妻好合，白头偕老。庭园中栽上合欢树，能使合家欢乐，财源广进。

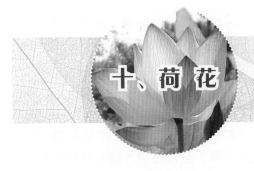

十、荷 花

荷花又名莲花、芙蕖、水芝、水芙蓉、菡萏、芙蓉、六月春、水芸等（图2-14）。荷花原产于亚洲广大地带，从越南到阿富汗都有，一般分布在中南亚、西亚、北美、印度、中国、日本等亚热带和温带地区。我国早在三千多年即有栽培。属多年生水生植物，根茎肥大多节，横生于水底泥中。叶盾状圆形，表面深绿色，被蜡质白粉背面灰绿色，全缘并呈波状。叶柄圆柱形，密生倒刺。花期6～9月，每日晨开暮闭。果熟期9～10月。荷花的根茎种植在池塘或河流底部的淤泥上，而荷叶挺出水面。在伸出水面几厘米的花茎上长着花朵。荷花一般长到150厘米高，横向扩展到3米。荷叶最大可达直径60厘米。引人注目的荷花最大直径可达20厘米。

荷花不仅花大色艳，清香远溢，凌波翠盖，而且有着极强的适应性，既可广植湖泊，蔚为壮观，又能盆栽瓶插，别有情趣。自古以来，就是宫廷苑囿和私家庭园的珍贵水生花卉，在今天的现代风景园林中，愈发受到人们的青睐，应用更加广泛。

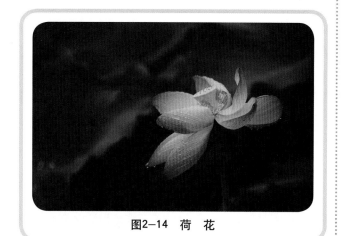

图2-14 荷 花

1. 荷花浴足消暑气

夏日暑气重，人们会感到头重昏蒙、口渴、多汗、四肢无力发酸、注意力不集中，这时用荷花浴足较为适宜。有时热气太盛，胃火旺盛继而出现呕血、牙龈出血，也可有助于防治。

【原料】荷花100克。

【做法】取荷花花瓣充分捣碎后，放入桶中，加入准备好的约3000毫升沸水，加盖闷约5分钟，待其有效成分溢出，药浴水的颜色渐渐加深，味渐浓，加入足量温水，水温控制在30℃～40℃，再将双脚浸入水中，浸泡时间约为15分钟。

【作用】使用荷花浴足，其有效成分溶于水后，有解热解暑清心的作用，有助于治疗中暑。因其有解热止血作用，对于胃热引起的呕血、牙龈出血也适宜。

2. 荷花浴足祛皮炎

皮炎湿疹多是内生湿热表现于外的现象，故治疗此类病症宜用清热燥湿解毒的草药浴足，荷花配苦参较为适宜。

【原料】荷花90克，苦参30克。

【做法】因苦参有小毒，先取苦参煎煮2～3次，煎汁后应取用第二、三次的药液备用，再取荷花花瓣充分捣碎后，放入桶中，加入准备好的约3000毫升沸水，加盖闷约5分钟，待其有效成分溢出，此时放入备好的苦参汁液，混合后药浴水的颜色会渐渐加深，加入足量凉水，水温宜凉，将双脚浸入水中，浸泡时间约为15分钟。

【作用】荷花能清心凉血、清热解毒，苦参能清热燥湿、杀虫，因此对于治疗内生湿热所表现出的皮炎、湿疹、瘙痒最为适合。

○……… 配合刺激足反射区 ………○

用大拇指指腹，使用中等力度推按三叉神经、脾脏反射区各25～30次，速度和力度要均匀，换脚再操作一遍，约30分钟结束。

三叉神经反射区：位于两足拇趾趾腹的外侧约45度处，呈交叉反射。适用于偏头痛、面瘫、腮腺炎、耳疾、鼻咽癌、失眠、头重等病症。

脾脏反射区：位于左足底第4、5跖骨体间，心脏反射区下一拇指宽处。适用于食欲缺乏、消化不良、小儿厌食、贫血、发热、皮肤病、月经不调等病症。

3. 荷花的传说

荷花相传是王母娘娘身边的一个美貌侍女——玉姬的化身。当初玉姬看见人间男女双双对对，男耕女织，十分羡慕，因此动了凡心，在河神女儿的陪伴下偷出天宫，来到杭州的西子湖畔。西湖秀丽的风光让玉姬流连忘返，忘情地在湖中嬉戏，到天亮也舍不得离开。王母娘娘知道后用莲花宝座将玉姬打入湖中，并将她"打入淤泥，永世不得再登南天"。从此，天宫中少了一位美貌的侍女，而人间多了一种玉肌水灵的荷花（图2-15）。

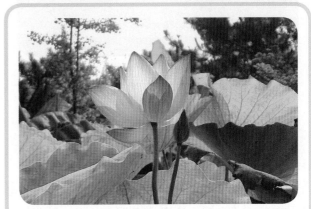

图2-15　传说中的荷花

4. 红楼咏荷

在古代，荷花常被喻为芙蓉仙子，在古典文学巨著《红楼梦》中，据说晴雯死后变成芙蓉仙子，贾宝玉在给晴雯的殳词《芙蓉女儿诔》中道："其为质，则金玉不足喻其贵；其为性，则冰雪不足喻其洁；其为神，则星日不足喻其精；其为貌，则花月不足喻其色。"虽然后世的红学专家们都认为这不过是作者借咏晴雯之名而赞黛玉之洁，不过无论如何，荷花总是与女儿般的冰清玉洁联系在一起的。

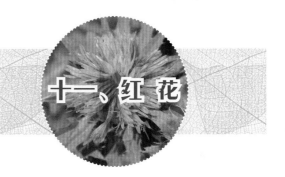

十一、红花

红花别名草红、刺红花、杜红花、金红花（图2-16）。为菊科植物红花的管状花。原产于欧洲、美洲、埃及、印度，我国东北、华北、西北及山东、浙江、贵州、四川、西藏等，现我国已广泛栽培。红花高约1米。茎直立，上部多分枝。叶长椭圆形，上部叶较小，成苞片状围绕头状花序。头状花序顶生，排成伞房状；总苞片数层，外层绿色；全为管状花，初开时黄色，后转橙红色；瘦果椭圆形。1年生草本，花期5～7月，果期7～9月。

红花的主要成分含红花苷又名红色素，可作纺织用的红色染料，在红色染料中占有极为重要的地位。红色曾是隋唐时期的流行色，唐代李中的诗句"红花颜色掩千花，任是猩猩血未加"形象地概括了红花非同凡响的艳丽效果。

红花作为一种药材，常用作通经药，有破血、活血、消肿止痛的作用，主治妇女月经不调。

红花种子可以榨油，是一种重要的油料作物。红花油含有很高的不饱和脂肪酸，其亚油酸的含量高达 70% ~ 80%，同时，红花油中含有较多的维生素 E，对人体心血管系统具有较好的保健作用，同时对外伤引起的瘀血有很好的消肿作用。

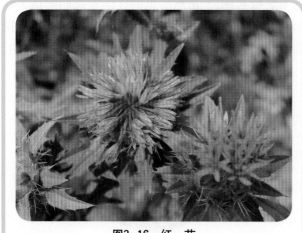

图2-16 红 花

1. 红花浴足防痛经

当女性出现月经不调或出血量异常时或经前、经期腹痛引起全身不适时，红花为通经要药，用其泡脚最为相宜。

【原料】红花 30 克。

【做法】取红花放桶中，加入准备好的约 3 000毫升沸水，加盖闷约 5 分钟，待其有效成分溢出，药浴水的颜色渐渐加深，味渐浓，加入足量温水，水温适宜，再将双脚浸入水中，浸泡时间约为 15分钟。

【作用】使用红花进行温水浴足，可以加快脚部的血液循环，红花的有效成分有通经活血、消肿止痛的功效，可以很好地防治痛经、月经不调等疾病。

2. 红花浴足消肿痛

当人们遇跌打损伤，易导致局部软组织红肿疼痛，此时用祛瘀止痛的红花浴足有助于消肿止痛。

【原料】红花 30 克，桃仁 30 克。

【做法】取红花、桃仁切碎，放入煎煮的容器中，放入适量的水进行煎煮，每次时间为 0.5 ~ 1 小时，煎煮 2 ~ 3 次，每次都滤出煎煮液，也可先将煎煮液准备好冷藏待用，要用时将药液取出倒入桶中，加入足量温水，以水温使双脚能耐受为度，再将双脚浸入水中，浸泡时间约为 15 分钟（图 2-17）。

【作用】红花活血通经，祛瘀止痛，配合桃仁加强活血祛瘀之力，多适用于跌打损伤引起的血瘀肿痛。

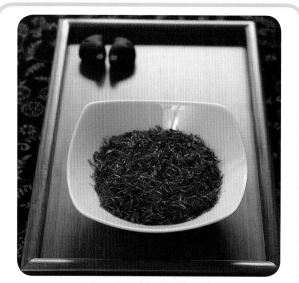

图2-17　红花浴足消肿痛

○‥‥‥‥‥ 配合刺激足反射区 ‥‥‥‥‥○

用拇指指腹，使用中等力度点按肾上腺反射区 15 次。中重等力度点按脑垂体、生殖腺反射区各 10～15 次，在瘀血肿痛的局部压痛点也可以适当进行推按、点按，换脚再操作一遍，全足放松后结束。

重点刺激肾上腺和生殖腺反射区。

肾上腺反射区：位于肾脏反射区上方，适用于生殖系统疾患、哮喘、关节炎等病症。

生殖腺（卵巢或睾丸）反射区：位于两足底跟骨中央，另一部位在足跟骨外侧区。适用于性功能低下、男子不育、女子不孕（功能失调所致），如女性月经量少、经期紊乱、经闭、痛经、卵巢囊肿等病症。

3. 船窗夜话

宋代顾文荐《船窗夜话》载，新昌有一姓徐的妇女产后病危，家人请来名医陆日严诊治，待他赶到病人家，患者气已将绝，惟有胸膛微热，陆日严诊后考虑再三说："此乃血闷之病，速购数十斤红花方可奏效。"他用大锅煮红花，沸腾后倒入三只木桶，取窗格放在木桶上，让病人躺在窗格上用药气熏之。药汤冷后再加温倒入桶中，如此反复，过了一会儿，病人僵硬的手指开始伸动。半天左右，病人渐渐苏醒，脱离了险境，家人不胜感激。

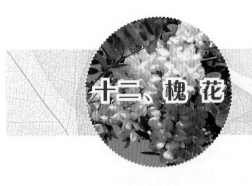

十二、槐 花

槐花为豆科乔木槐树的花（图2-18）。主产于河北、河南、山东。花皱缩而卷曲，花瓣多散落。完整者花萼钟状，黄绿色，先端5浅裂；花瓣5片，黄色或黄白色，1片较大，近圆形，先端微凹，其余4片长圆形。雄蕊10个，其中9个基部连合，花丝细长。雌蕊呈圆柱形，弯曲。体轻，无臭，味微苦。五月，槐花如雪，阵阵幽香，香得让人心醉！五月槐花飘香时节，阵阵清香沁人心脾，槐花含苞待放之际，一朵朵，一串串，一簇簇，掩映在一片嫩绿之中，白得万分纯洁，紫红得百般妩媚，

我国不少地区有蒸食槐花习惯，槐花可食，也是一味良药。槐花性凉味苦，含芦丁、槲皮素、槐二醇、维生素A等物质，为治疗便血的常用药，用于大肠湿热引起的痔疮出血、便血、血痢及鼻出血、牙龈出血，对高血压、糖尿病，也有预防作用。

白居易《秘省后厅》咏："槐花雨润新秋地，桐叶风翻欲夜天。尽日后厅无一事，白头老监枕书眠。"

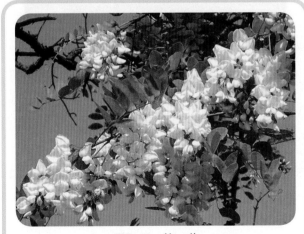

图2-18 槐 花

1. 槐花浴足清火止血

按中医理论，肝火旺盛容易导致各种出血，如便血、痔血、崩漏、呕血、鼻出血，槐花善清肝火止血，为浴足的最佳材料。

【原料】槐花 100 克。

【做法】取槐花放桶中，加入准备好的约 3 000 毫升沸水，加盖闷约 5 分钟，待其有效成分溢出水温渐下降，加入足量凉水，水温宜凉，再将双脚浸入水中，浸泡时间约为 15 分钟（图 2-19）。

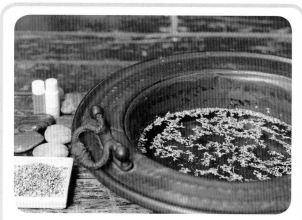

图2-19 槐花浴足清火止血

【作用】槐花入肝经，具有清肝泻火止血的功效，使用槐花浴足水温宜凉，其有效成分经吸收后可以有助于防治各种肝火旺盛引起的便血、痔血、血痢、崩漏。

2. 槐花浴足消目赤肿痛

目赤肿痛的病因也应考虑到肝火，按五行理论，肝开窍于目，肝火上冲便会影响到眼睛，引起眼目的疾病，而槐花善清肝火，作为浴足药草最为相宜。

【原料】槐花 100 克，枸杞子 30 克。

【做法】取槐花、枸杞子放入煎煮容器中，加入适量的水煎煮 2 ~ 3 次，每次煎煮半小时左右，并将煎出的汁液倒入桶中，尔后在桶中加入足量凉水，水温宜凉，再将双脚浸入水中，浸泡时间约为 15 分钟。

【作用】槐花可凉血止血，清肝泻火；枸杞子能补虚益精、清热祛风明目，如此相配既补肝肾又清肝热，可治疗阴虚肝火上冲引起的目赤肿痛。

○‥‥‥‥ 配合刺激足反射区 ‥‥‥‥○

用拇指指腹点按法，中重等力度刺激肝脏、眼反射区各20次，速度和力度要均匀，以患者局部有酸麻痛感为度，换脚再做，全足放松结束。

肝脏反射区：位于右足底第四跖骨与第五跖骨间，在肺反射区下方。适用于肝炎、肝硬化等病症。

眼反射区：位于两足底第二、三趾根部。适用于视神经炎、结膜炎、角膜炎、近视、远视、复视、斜视、散光、视网膜出血、白内障、青光眼等病症。

3. 炒槐花止血救人

传说村庄里有一大户，聚在槐树下看戏，突然闺女鼻子出血，即叫了郎中，经诊治后还是流血不止。管家见大家满头满身沾的都是槐花，心想：槐为"鬼木"，也许此花可以治这邪证，于是就在药中加点槐花，可姑娘服后，效果不佳。一家人叽叽喳喳相互埋怨，管家见状，急忙说："炒，炒，炒吧！炒到黑，就有好戏看了……"郎中一听："对呀！凡血见黑则止，槐花为何不炒焦再用呢？"于是炒了槐花，重新制剂，果然见效。后来槐花止血的效果就流传下来了。

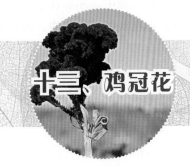

十三、鸡冠花

鸡冠花又名鸡髻花、老来红、芦花鸡冠、笔鸡冠、大头鸡冠、凤尾鸡冠等（图2-20）。原产于非洲、美洲热带和印度，世界各地广为栽培，为一年生草本植物。喜阳光充足、湿热，不耐霜冻。茎红色或青白色；

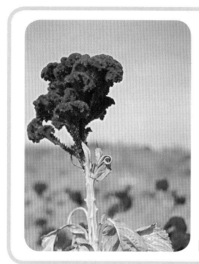

图2-20　鸡冠花

叶互生有柄，叶有深红、翠绿、黄绿、红绿等多种颜色；花聚生于顶部，形似鸡冠，扁平而厚软，长在植株上呈倒扫帚状。花色亦丰富多彩，有紫色、橙黄、白色、红黄相杂等色。种子细小，呈紫黑色，藏于花冠绒毛内。鸡冠花植株有高型、中型、矮型三种，高型的可达 2 ~ 3 米，矮型的只有 30 厘米高。鸡冠花的花期较长，可从 7 月开始到 12 月。

意大利科学家经过长期的观察研究发现，鸡冠花和其花子可提供人体特别需要的氨基酸。鸡冠花子的蛋白质含量达 73%，子粒味道像榛子，可炒着吃。子粒混合小麦制成面粉，是理想的食品。每天食用 100 克鸡冠花瓣，也有助于补充人体所需要的氨基酸。

1. 鸡冠花浴足治带下

女性白带过多，一般多因脾虚湿盛，湿热下注所导致。鸡冠花收敛止带，配合渗湿补脾的白术，均为治带下的良药，进行浴足功效甚佳。

【原料】鸡冠花 100 克，白术 30 克。

【做法】取鸡冠花放入桶中，加入准备好的约 3 000 毫升沸水，加盖闷约 5 分钟，再取白术另煎，将煎出的汁液倒入桶中，随后加入足量凉水，水温宜凉，再将双脚浸入水中，浸泡时间约为 15 分钟。

【作用】使用鸡冠花进行浴足，具有较好的凉血收敛止带功效。白术则能补脾渗湿，对于脾虚湿盛的带下尤为适宜。

2. 鸡冠花浴足助止血

血热易导致大便出血、痔疮出血，因此治疗的关键是凉血止血，使用鸡冠花浴足较合适。

【原料】鸡冠花 100 克，生地榆 20 克。

【做法】取鸡冠花、生地榆放煎煮的容器中，放入适量的水进行煎煮，每次时间大约 0.5 小时，煎煮 2～3 次，每次都滤出煎煮液，将取出的药液倒入桶中，加入足量凉水，使水温控制在 30℃以下，以水量能使双脚浸没为度，再将双脚浸入水中，浸泡时间约为 15 分钟（图 2-21）。

【作用】鸡冠花能收敛止血，同样地榆具有凉血止血、解毒敛疮的功效。两者相配便能治疗血热妄行引起的便血，痔血。

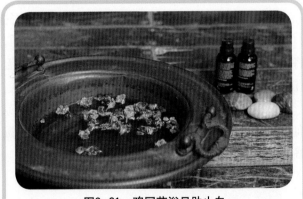

图 2-21　鸡冠花浴足助止血

○········· 配合刺激足反射区 ·········○

运用双拇指指腹推压法重手法点按胸部淋巴、生殖腺反射区 15～20 次，已能耐受为度，切不可追求效果用力过度；换脚重复上述动作，全足放松结束治疗。

胸部淋巴反射区：位于两足背第一跖骨与第二跖骨间缝处区域。适用于各种炎症、发热、囊肿、子宫肌瘤、胸痛、乳房或胸部肿瘤等病症。

生殖腺（卵巢或睾丸）反射区：位于两足底跟骨中央，另一部位在足跟骨外侧区。适用于性功能低下、男子不育、女子不孕（功能失调所致），如女性月经量少、经期紊乱、经闭、痛经、卵巢囊肿等病症。

3.　诗人吟鸡冠花

罗邺《鸡冠花》："一枝秾艳对秋光，露滴风摇倚砌傍。晓景乍看何处似，谢家新染紫罗裳。"

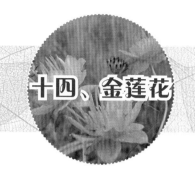

十四、金莲花

金莲花别名旱荷、金莲花、旱莲花寒荷（图2-22）。原产地南美秘鲁，分布于我国东北、华北。它是一年生草本，茎柔软蔓生，且脆嫩，匍匐于地，卷绕他物。喜温暖、湿润和阳光充足。叶形如碗莲，蔓茎缠绕，淡灰绿色。花五瓣，基部联合成筒状，花色有黄、橙、粉红、橙红、乳白、双色等。花朵盛开时，如群蝶飞舞，为园林中重要的观赏花卉。至今广泛用于家庭盆栽、景点布置、装饰吊盆等。

金莲花在夏季花盛开时采收，晾干，选身干、色金黄、不带杂质的为佳。它被称为"塞外龙井"，民间还有"宁品三朵花，不饮二两茶"的说法。作茶冲泡后，不仅茶水清澈明亮，还有淡淡的香味。寒金莲具有清热解毒、养肝明目和提神的功效。但是金莲花是有一定毒性的，所以在冲泡饮用时，用量不能过多。

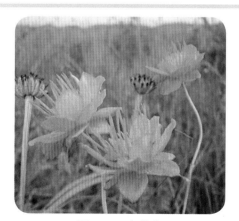

图2-22　金莲花

 1. 金莲花浴足防治扁桃体炎

扁桃体炎多因病毒感染引起，继而咽痛，扁桃体充血红肿，而金莲花有较强的清热解毒作用，浴足最为适宜。

【原料】金莲花 50 克，甘草 50 克。

【做法】金莲花放入桶中，加入准备好的约 3 000 毫升沸水，加盖闷约 5 分钟，待其有效成分溢出，药浴水的颜色渐渐加深，味渐浓，加入足量温水，水温适宜，再将双脚浸入水中，浸泡时间约为 15 分钟。

【作用】金莲花具有较强的清热解毒功效，适用于急、慢性扁桃体炎，因其有小毒，因此加入等量甘草缓解毒性，同时也加强了化痰止咳的作用。

2. 金莲花浴足治疖疮

疖疮发病浅表局限，形小而圆，红肿热痛，易溃易敛，反复发作，多因湿热蕴结所致。治疗应清热解毒祛湿，应用清热解毒金莲花作为浴足原料最佳（图 2-23）。

【原料】金莲花 100 克，秦皮 30 克。

【做法】取金莲花煎煮取汁，煎煮 0.5 ~ 1 小时，煎煮 2 ~ 3 次，每次滤出药汁倒入桶中，再将秦皮 30 克放入桶中，加入准备好的约 3 000 毫升沸水，加盖闷约 5 分钟，待其有效成分溢出，加入足量凉水，水温宜低，再将双脚浸入水中，浸泡时间

约为 15 分钟。

【作用】金莲花清热解毒，秦皮清热燥湿，两药合用可以治疗湿热蕴结所致的疖疮。

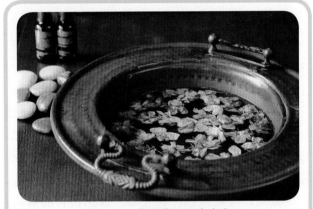

图2-23　金莲花浴足治疖疮

○‥‥‥‥ **配合刺激足反射区** ‥‥‥‥○

用拇指指腹，使用中等力度点按肺、支气管，中重等力度刺激咽喉反射区 10 次，以能耐受为度，换脚再做，最后放松全脚结束。

肺、支气管反射区：位于两足斜方肌反射区后侧，自甲状腺反射区向外呈带状到足底外侧的肩反射区后方，前后宽约 1

厘米。

　　咽喉反射区：位于两足背第一跖趾关节的外侧缘。适用于喉炎，支气管炎、失声、嘶哑、声门水肿等病症。

3. 金莲映日

　　康熙皇帝所作诗《金莲映日》曰："正色山川秀，金莲出五台，塞北无竹梅，炎天映日开。"就是对金莲花的赞美和写照。传说当年乾隆皇帝到塞外打猎，见到满山遍野的金莲花，诗兴大发，赞道：满地黄花恰似金钉钉地。旁边的大学士纪晓岚随口附道：京中白塔犹如银钻钻天。千古绝对一直流传至今，也使金莲花身价百倍，为达官贵人所喜爱。

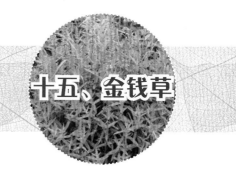

十五、金钱草

　　金钱草为报春花科多年生草本，生长于山地林缘、沟边、溪旁（图2-24）。分布于华北、华东、中南、西北、西南。茎细，呈四方形，淡紫色漏斗状小花，又名过路黄、铜钱草；常缠结成团。茎扭曲，表面棕色或暗棕红色。叶对生，多皱缩；表面灰绿色或棕绿色，有的带花，花黄色，花期5～7月。

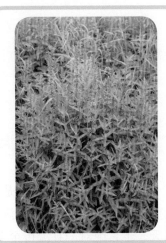

图2-24　金钱草

金钱草气味如薄荷般清香，又名遍地香；有活血通络之效，别名活血丹。唐诗有句"阴阳为炭地为炉，铸出金钱不用模"，又有诗赞："不恋华堂恋草庐，清芬遍地翠华舒。金钱不惜为人用，《金匮》能添一笔无？"写了金钱草叶片的形状，郁葱繁茂的壮观，治病疗疾的功效。又有金钱草药歌说道："金钱草为过路黄，茎细对叶宽等长，主脉一条背面突，利水通淋除湿黄。"

1. 金钱草浴足祛黄疸

黄疸多因湿热蕴结肝胆所致，临床表现为目黄、身黄、尿黄。金钱草能利湿退黄疸，作为浴足原料较为适宜。

【原料】金钱草100克，茵陈30克。

【做法】取金钱草、茵陈捣碎，放入煎煮的容器中，放入适量的水进行煎煮，每次时间为0.5～1小时，煎煮2～3次，每次都滤出煎煮液，将每次取出的药液倒入桶中，加入足量温水，以水温使双脚能耐受为度，再将双脚浸入水中，浸泡时间约为15分钟（图2-25）。

【作用】用金钱草进行温水浴足，因其具有较强的清热利湿退黄作用，配合茵陈同样具有清湿热、退黄疸的作用，两者合用，可以增强退黄效果。

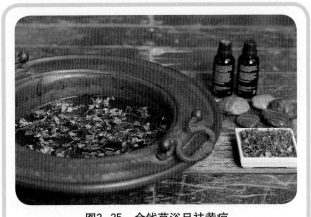

图2-25　金钱草浴足祛黄疸

2. 金钱草浴足消水肿

水肿，是指体内水液潴留，泛溢肌肤引起头面、眼睑、四肢、腹背，甚至全身水肿而言，并常伴有小便量少等症状，此时用利尿消肿的草药进行浴足为佳。

【原料】金钱草 100 克，泽泻 30 克。

【做法】取车前草加入到准备好的约 3 000 毫升沸水桶中，加盖闷约 5 分钟；泽泻另煎取汁，煎煮 2～3 次，汁液滤出后也倒入桶中，尔后加入足量温水，水温适宜，使用者可将双脚浸入水中，浸泡时间约为 15 分钟。

【作用】金钱草利尿通淋，泽泻利尿消肿，两者合用浴足对于消除足部水肿，并且通利小便效果较好。

○┈┈┈ **配合刺激足反射区** ┈┈┈○

使用食指刮压法中重等力度刺激肝脏、胆囊反射区各 20 次，以局部有酸麻痛感为度。换脚再做，全足放松结束。

肝脏反射区：位于右足底第四跖骨与第五跖骨间，在肺反射区下方。配合金钱草浴足后刺激该区域，可适用于肝炎、肝硬化、黄疸等病症。

胆囊反射区：位于右足底第三跖骨与第四跖骨间，在肝脏反射区之内。适用于胆结石、胆囊炎，黄疸等病症。

3. 比金钱更贵重的草

从前，有一对年轻夫妇，小两口你恩我爱，日子过得挺美满。谁知好景不长，一天丈夫突然肋下刀绞针刺一般的疼痛，没过几天，竟活生生地痛死了。妻子哭得死去活来，请医生查明丈夫死因。医生剖腹一查，发现胆里有一块小石头。原来就这么一块小石头，生生地拆散了这对恩爱夫妻。妻子把石头挂在脖子上，不管白天干活，还是晚上睡觉，都不拿下来。就这样，一直挂了好多年。但有一年秋天，她上山割草，割完回到家里时，发现挂在胸前的石头已经化去了一半。她十分奇怪，逢人便讲。后来，这事被华佗得知，断定准有一种能化石头的药草，就沿着她割草的足迹找寻。苦苦找了 2 年，终于找到了化石头的草。因为这种草的叶子是圆形的，很像金钱，而且，它能化开胆里的石头，都说它比金钱还贵重，所以华佗就叫它"金钱草"。

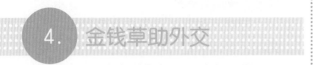

4. 金钱草助外交

1962年，印度尼西亚年逾花甲的苏加诺总统备受泌尿系统疾病的折磨，腰部疼痛，尿排不畅，造影显示左肾有结石存在。苏加诺总统害怕手术治疗，要求用药物保守治疗。在西医束手无策的时候，想到了中医，通过中国驻印尼大使馆向周恩来总理求助。周总理即派著名中医学家岳美中教授飞赴雅加达。岳美中详诊病情后，决定用金钱草清热化湿排石，起初用量为60克，逐渐增至每剂210克，伍以鸡内金、车前子、海金沙、石韦之属，以加强疗效，通过为期3个月的治疗，金钱草前后累计用至2万克，苏加诺总统从小便排出数枚结石，腰部疼痛消失，再做肾造影复查，结石消失，左肾功能基本恢复。苏加诺总统非常高兴，盛赞中医药学的神奇。

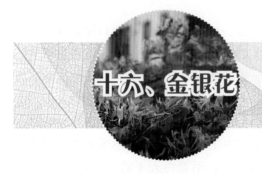

十六、金银花

金银花为忍冬科植物忍冬藤的花蕾，形状小巧别致，双双成对生于叶腋间，初开时花为白色，过一两天后，变成黄色，黄白相间，在绿叶丛中交相辉映，煞是好看（图2-26）。金银花的美名，由此而来。人们多将金银花栽种在庭院里，用来美化环境，还常用来做盆栽，置于案头，闻其清香，观其淡雅，悦目养心。

据有关文献记载，金银花在我国已有2200多年栽植史。早在秦汉时期的中药学专著《神农本草经》中，就载有忍冬，称其"凌冬不凋"；金代诗人段克诗曰："有藤鹭鸶藤，天生非人有，金花间银蕊，苍翠自成簇。"

金银花的花期很长，从农历3月开始一直到深秋，花开不断。选择晴天清晨露水刚干时，分批摘取含苞未开的花蕾或半开花朵，薄摊烘箱中，用文火烘干，或当天晒干，然后，悬挂于干燥通风处，防止生虫、霉变发黑，待完全干燥后装瓶，于需要时取用。

金银花的藤生性顽强，秋末老叶脱落后，还会生出新叶，且能经冬不凋，所以人们把它叫做忍冬藤。藤的药用与花类同，这一点李时珍《本草纲目》有肯定的说法："忍冬茎叶及花，功用皆同。"在花资源不足的情况下，可取藤叶使用。

如用金银花露或其藤叶煎取液用作浴足原料的，使用时，可同时放入少量新鲜金银花，一是使花味更浓，二是能增强视觉效果。由于藤叶较难被热水渗透，更适宜于煎煮取汁，用来浴足。一般浴足用量，每次150克，可将一周用药一并放在煎药机中煎煮，然后用包装机分封包装，以备需要。

金银花作为药用，多种药物配合，复方应用。有一种叫"金银花浴足剂"的配方，用料除金银花外，尚有檀香、丁香、羌活、桂枝、当归、川芎、石菖蒲、独活、薄荷等，一并研成粉末，用作浴足原料，其作用已注重整体效果，通经活络，畅通气血，解除疲劳，而金银花的清热毒作用已不甚突出，选用时要注意到这一点。

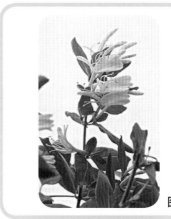

图2-26 金银花

1. 金银花浴足消暑热

夏令消暑，暑热熏蒸，人们会感到热气蒸腾，头昏脑胀，烦热口干，小便短赤，最宜清凉消暑。

【原料】金银花100克。

【做法】取金银花放桶中，然后加入准备好的约3000毫升沸水，加盖闷约5分钟，待其有效成分溢出，药浴水的颜色渐渐加深，味渐浓，加入足量温水，以水温使双脚能耐受为度，再将双脚浸入水中，浸泡时间约为15分钟。

【作用】热水浸足后，毛细血管扩张，起到散热解暑的作用，再加上药性清凉，能使暑热祛除。

2. 金银花浴足祛疮肿

足部疮肿，多属内生热毒，当务之急，在于清热去毒。金银花清热解毒，擅长消暑，做浴足原料，最为相宜。

【原料】金银花 70 克，连翘 30 克。

【做法】把连翘研成粉末，连同金银花一并放入桶中，冲入约 3 000 毫升沸水，加盖闷约 5 分钟，待其有效成分溢出，药浴水的颜色渐渐加深，味渐浓，加入足量凉水，以微温为宜，再将双脚浸入水中，浸泡时间约为 15 分钟。

【作用】金银花与连翘合用，有清热解毒，散结消肿的作用，有助于治疗疮肿。使用时要掌握好水温，疮肿发作期，水温宜凉，以免炎性渗出，加重疼痛。

○⋯⋯⋯ 配合刺激足反射区 ⋯⋯⋯○

使用拇指尖端施压法中等力度点按大脑、胸部淋巴结反射区各 10 ～ 15 次，耐受为度，换脚再操作一遍，全足放松结束。

头（大脑）反射区：位于两足足底拇趾趾腹的下部，左、右侧大脑的反射区在足部呈交叉反射。适用于高血压病，头晕、头痛、失眠，中枢性瘫痪，视觉受损伤等病症。

胸部淋巴反射区：位于两足背第一跖骨与第二跖骨间缝处区域。配合清热解毒的金银花浴足可适用于皮肤疮肿、胸闷胸痛、乳房或胸部肿瘤等病症。

3. 金花银花救兵将

诸葛亮在七擒孟获的过程中，大部分将士水土不服，中了山岚瘴气。后经一小村寨，见村民面黄肌瘦，诸葛亮顿起恻隐之心，发放军粮施救。村民们十分感谢，一土著白发老人得知许多蜀兵患了"热毒病"时，便叫来自己的一对孪生孙女儿："金花、银花，你们去采几筐仙药来为蜀军解难。"然而三天后，姐妹仍未归来。人们多方寻找，在一处山崖，只见两只药筐中已采满了草药，筐边有野狼的足迹和被撕碎的衣服鞋子。蜀军将士吃了草药得救了，而金花、银花却为此献出了生命，为了纪念她们，人们就把这种草药开的花叫做"金银花"。

4. 巧制银花露

金银花的蒸馏液叫做金银花露，多用于治疗小儿中暑发热，烦渴少尿。《本草纲目拾遗》介绍："忍冬藤花（即金银花）蒸取，鲜花者香，干花者稍逊，气芬郁而味甘，能开胸宽中，解毒消火，暑月以之代茶，饲小儿无痘毒，尤能散暑。"

一般来说，浴足用药液，并不强调精加工，可取金银花加水煎煮，以备需时之用。取金银花50克，加水500毫升，浸泡半小时，先旺火，煮沸后改用小火熬煎15分钟，倒出药汁，再加水熬煎，然后将药汁一并装瓶中，密封后放冰箱中备用。

制作银花露，除了用金银花外，可用其藤作原料，按一次用药量标准，加水浸透后，煎取汁即可。

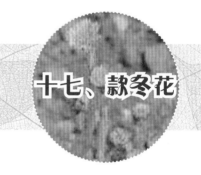

十七、款冬花

款冬花别名冬花、款花、看灯花、艾冬花、九九花（图2-27），主要分布于华北、西北、湖北、湖南、江西；印度、伊朗、苏联、西欧、非洲北部也有。款冬花为菊科多年生草本植物款冬的花蕾，草本，高10～25厘米。叶基生，具长柄；叶片圆心形或肾心形，先端近圆形或钝尖，基部心形，边缘有波状疏齿，上面暗绿色，光滑无毛，下面密生白色茸毛，具掌状网脉。花冬季先叶开放，花葶数枝；苞叶椭圆形，淡紫褐色，10余片，密接互生于花葶上；头状花序单一顶生，总苞片20～30片，排列成1～2层，被茸毛；边花舌状，雌性，雄蕊1个，子房下位；中央花管状，雄性，花冠无端5裂，雄蕊5个,聚药。瘦果长椭圆形,有明显纵棱,具冠毛。喜生长于河边、沙地、高山阳坡或山中早阳晚阴之处,喜冷凉潮湿环境。忌高温和干燥环境。

款冬花气味辛甘、入肺经,具有润肺下气、化痰止咳的功效。款冬花冬季开花,黄艳艳的款冬花虽然好看,但入药却不采摘这盛开的花,而是在入冬前后,破土挖出花蕾,放在通风的地方,等半干之际,筛去泥土,除去花梗,再晾至全干,就成为药用的款冬花了。

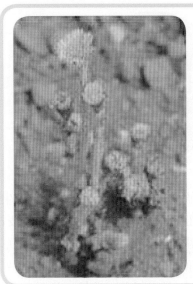

图2-27　款冬花

1. 款冬花浴足消咳喘

咳嗽、气喘都是支气管疾病,款冬花润肺下气,止咳化痰,对于防治急慢性支气管炎有较好的辅助作用,作为浴足材料较为适宜。

【原料】款冬花100克。

【做法】取款冬花放桶中,加入准备好的约3 000毫升沸水,加盖闷约5分钟,待其有效成分溢出,药浴水的颜色渐渐加深,味渐浓,加入足量温水,水温适宜,再将双脚浸入水中,浸泡时间约为15分钟(图2-28)。

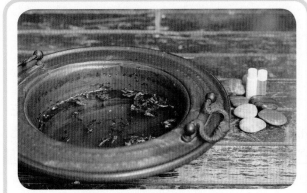

图2-28　款冬花浴足消咳喘

【作用】款冬花入肺经，具有润肺下气、止咳化痰的功效，当其有效成分通过浴足被人体吸收后，可以有助于防治急、慢性支气管炎引起的气喘、咳嗽、咳痰等症状。

2. 款冬花浴足治疮疡

足部疮疡一般都由外来创伤所致，创伤出现感染以后，就会伴有红肿热痛等现象，治疗应清热解毒，祛瘀化脓，用款冬花进行浴足外洗甚为相宜。

【原料】款冬花 100 克，野菊花 40 克。

【做法】取款冬花 40 克和等量野菊花捣烂后外敷于患处，可用纱布包裹固定。将剩余的 60 克款冬花洗净后，放入浴足桶中，加入准备好的约 4 000 毫升沸水，加盖闷约 5 分钟，待药浴水的香味渐浓，加入足量凉水，使水温控制在 30℃ 以下，水量能使双脚浸没为度，再将双脚浸入水中，解开纱布。浸泡时间约为 15 分钟。

【作用】野菊花清热解毒消肿，外敷可用于治疗化脓性炎症；款冬花清热解毒，两者合用浴足可有助于治疗足部疮疡。

○⋯⋯⋯ 配合刺激足反射区 ⋯⋯⋯○

用双指拳法，使用中等力度点按肺、支气管反射区各 5 次。以患者局部有酸麻痛感为度。换脚再做，全足放松结束。

肺、支气管反射区：位于两足斜方肌反射区外侧，自甲状腺反射区向外呈带状到足底外侧的肩反射区下方，前后宽约 1 厘米。刺激该反射区配合润肺化痰的款冬花浴足可适用于上呼吸道炎症、肺气肿、胸闷气促等病症。

3. 诗人张籍与款冬

张籍是唐代著名诗人、贞元年间中进士，曾任太常寺太祝、水部员外郎等职。张籍家境贫寒，一生体弱多病，后还因患眼疾而失明，所以在当时就有"贫病诗人"之称。

有一次，张籍不幸外感风寒，连续数日咳嗽不绝。因无钱医治，病情日渐加重。他忽然记起曾经有一位僧人向他说起一种叫款冬花的中药，治疗久咳特别有效。于是，他嘱家人采来款冬花，煎服几次后，病情大减，咳嗽也止。随之他即兴写下了这样一首诗："僧房逢着款冬花，出寺吟行日已斜，十二街人春雪遍，马蹄今去入谁家。"张籍这首诗既反映了他对那次亲身经历的回忆，更表达了诗人对中药款冬花的由衷赞美。

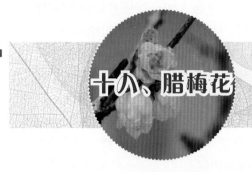

十八、腊梅花

腊梅梅花科，又名黄梅、香梅、腊木、雪里花，富有香气（图2-29）。是我国特有的珍贵花木，主要生长在我国中部地区，如在鄂西神农架还有一大片腊梅的野生林。腊梅高者可达3米，干丛生，小枝近方形，树皮黄褐色，皮孔明显。单叶对生，叶表面粗糙，叶背光滑无毛，椭圆状卵形，全缘。花蕾外被多数覆瓦状排列的鳞片，花黄色，瓣厚，带蜡质，单生，开于一年生枝条叶腋。花期长，自初冬至初春，开在展叶之前，傲风雪而开放，花色如蜂蜡，花色黄，故又叫黄梅。它的枝干形态苍古，可作盆栽造型，艺术加工，制成树桩盆景，是室内陈列之佳品。腊梅寿命甚长，可长达百岁以上。

不经嫁接者，腊月开小花而香淡，名狗蝇梅；经嫁接而花疏，开时含口者名磬口梅；花密而香浓，色深黄如紫檀香者，名檀香梅，最佳。如果栽种在庭院里，香气满院。

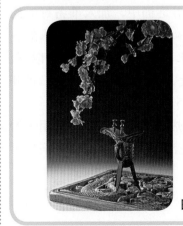

图2-29　腊梅花

腊梅除观赏外，还有很高的经济价值，鲜花可提取芳香油和窨制高级花茶。鲜花浸入生油中，可制成腊梅油，外用治水烫伤，内服可治小儿麻疹。腊梅花浸膏在国内市场上很受欢迎。

1. 腊梅花浴足治咽炎

慢性咽炎，以咽喉中常有异物感，而不影响进食的病症，其主要病因为情志不畅，肝气郁结，循经上逆，结于咽喉所致。腊梅花开郁和中、化痰，最为适宜作为浴足材料。

【原料】腊梅花 100 克，胖大海 30 克。

【做法】取腊梅花、胖大海加入到准备好的约 3 000 毫升沸水桶中，加盖闷数分钟，待药浴水的颜色渐渐加深，胖大海发泡，尔后加入足量温水，水温适宜，使用者可将双脚浸入水中，浸泡时间约为 15 分钟。

【作用】腊梅花开郁和中，化痰解毒，对于情志不畅，肝气郁结于咽喉，咽喉常感异物感有针对性改善作用，胖大海利咽解毒，两者合用加强了彼此的作用。

2. 腊梅花浴足祛疮毒

疮毒属于多发性疖肿，疮无大小，脓出就好，多由于体内内火外攻，导致反复多发。治疗应解毒消疮，用腊梅花作为材料为佳。

【原料】腊梅花 100 克，金银花 30 克。

【做法】取腊梅花、金银花捣碎后，放入煎煮的容器中，放入适量的水进行煎煮，每次时间为 0.5 ～ 1 小时，煎煮 2 ～ 3 次，每次都滤出煎煮液，将每次取出的药液倒入桶中，加入足量凉水，水温宜低，再将双脚浸入水中，浸泡时间约为 15 分钟。

【作用】腊梅花化痰解毒，金银花清热解毒，两者合用可解毒消疮，有助于治疗足部疮毒。

○⋯⋯⋯ **配合刺激足反射区** ⋯⋯⋯○

用拇指指腹按揉法，使用中等力度点按肺、气管和支气管、肝脏反射区各 15 次，拇指尖端施压法刺激咽喉反射区 10 次。以患者局部有酸麻痛感为度，换脚再做，全足放松结束。

重点刺激肺、支气管、肝和喉反射区。

肺、支气管反射区：位于两足斜方肌反射区外侧，自甲状腺反射区向外呈带状到足底外侧的肩反射区下方，前后宽约1厘米。

肝脏反射区：位于右足底第四跖骨与第五跖骨间，在肺反射区下方。

喉反射区：位于两足背第一跖趾关节的外侧缘。适用于喉炎、支气管炎、失声、嘶哑、声门水肿等病症。

3. 腊梅传情，成就姻缘

话说明代戏曲牡丹亭中柳梦梅，在梦中，他在梅花树下遇见为情而死的杜丽娘，其后杜丽娘还魂与柳梦梅结合，成就一段曲折姻缘。

杨万里《腊梅》诗："天向梅梢别出奇，国香未许世人知。殷勤滴蜡缄封却，偷被霜风折一枝。"

韩元吉《菩萨蛮》词："江南雪里花如玉，风流越样新装束。恰恰缕金裳，浓熏百和香。分明篱菊艳，却作梅装面。无处奈君何，一枝春更多。"

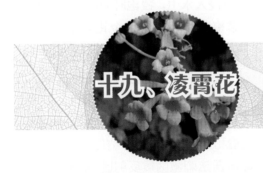

十九、凌霄花

凌霄原名紫葳，又叫上树蜈蚣花、倒挂金钟、堕胎花、藤萝花等（图2-30），是多年生藤本植物，在长江流域和华北地区多见，园林和庭院中常有栽培。羽状复叶对生；小叶7～11片，卵形至卵状披针形，先端长尖，基部不对称，边缘有锯齿，下面脉间有细柔毛。由三出聚伞花序集成顶生圆锥花序；花萼钟形，肉质，5裂占上部1/3，萼齿三角形；花冠鲜红色，漏斗状。蒴果长如豆荚，种子多数。花期 7 ～ 10 月。凌霄常常依物攀高,可达百尺,犹如游龙直上云霄。凌霄花适应性较强,不择土,枝丫间生,有土生根,以此攀缘于山石、墙面或树干,向上生长,多植于墙根、树旁、竹篱边。每年农历五月至秋末,绿叶满墙,花枝伸展,一簇簇橘红色的喇叭花,缀于枝头,迎风飘舞。花繁叶茂,红绿相映,蔚然可观。董嗣杲《凌霄花》云:"根苗着土干柔纤,依附青松度岁年。彤蕊有时承雨露,苍藤无赖拂云烟。艳欹偷醉斜阳里,体弱愁缠立石颠。翠飐红英高百尺,藏春坞上忆坡仙。"

凌霄花有凉血祛风的功能,可用于血热生风,周身瘙痒。现代药理研究表明,凌霄花具有抑制血管平滑肌收缩、抗血栓形成和抑菌作用。若血热生

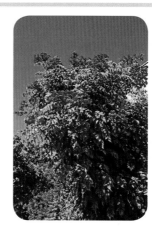

图2-30 凌霄花

风,周身瘙痒,可单用凌霄花 9 克,水煎服。或凌霄花、归尾、荆芥、防风各 9 克,赤芍、白鲜皮各 10 克,生地黄 30 克,甘草 6 克。水煎服,每日 1 剂。

1. 凌霄花浴足去痛经

妇女在生理期的小腹疼痛,痛处固定,多由血瘀所致,凌霄花可行血祛瘀,可予以应用。但血虚者需慎用。

【原料】凌霄花 100 克,红花 30 克。

【做法】取凌霄花、红花捣碎后放桶中,然后加入准备好的约 3 000 毫升沸水,加盖闷约 5 分钟,待其有效成分溢出,药浴水的颜色渐渐加深,味渐浓,加入足量温水,以水温使双脚能耐受为度,再将双脚浸入水中,浸泡时间约为 15 分钟。

【作用】红花活血通经、祛瘀止痛,凌霄花可行血祛瘀、凉血祛风,两者合用便可达到祛瘀止痛之效。

2. 凌霄花浴足治瘙痒

热邪入里,血热生风,会产生周身瘙痒,皮肤

燥热等症状，此时适宜凌霄花浴足凉血祛风。

【原料】凌霄花 100 克。

【做法】取凌霄花，捣碎有汁液渗出后放入桶中，然后加入准备好的约 3 000 毫升沸水，加盖闷约 5 分钟，待其有效成分溢出，药浴水的颜色渐渐加深，味渐浓，加入足量凉水，水温不宜过高，以水温使双脚能耐受为度，再将双脚浸入水中，浸泡时间约为 15 分钟。

【作用】凌霄花具有凉血祛风的功能，可用于周身瘙痒，皮肤燥热等。

○………… 配合刺激足反射区 …………○

食指按压法使用中等力度点按生殖腺反射区 15 次，并在脾脏反射区用推按法加长操作时间，换脚再操作一遍，全足放松结束。

生殖腺（卵巢或睾丸）反射区：位于两足底跟骨中央，另一部位在足跟骨外侧区。适用于性功能低下、男子不育、女子不孕（功能失调所致），如女性月经量少、经期紊乱、经闭、痛经、卵巢囊肿、更年期综合征等病症。

脾脏反射区：位于左足底第 4、5 跖骨体间，心脏反射区下一拇指宽处。适用于食欲不振、消化不良、小儿厌食、贫血、发热、皮肤病、月经不调等病症。

3. 为爱而生的凌霄

相传，在闽西一个叫龙地的山村里，住着一户姓董的财主，有一个女儿叫凌霄，生得如花似玉。女儿大了，董财主和老婆商量给她找个门当户对的人家。可凌霄早已深深爱上了年轻英俊、勤劳善良的长工柳明全了。财主知道后，命令家丁把柳明全毒打一顿，丢到了荒郊野外。不到天明，柳明全就断了气。第二天，村里乡亲们把柳明全埋在了村外的小河边。凌霄姑娘知道后，像疯了一样，跑到了柳明全的坟前，拜了三拜，便猛地一头撞死在坟堆上。神奇的事发生了，凌霄霎时变成一棵木质藤，慢慢的枝头开满了赤色的花朵。后来，人们发现凌霄姑娘变的花，能医治风湿性关节炎、跌打损伤和血崩等疾病。从此，为了纪念凌霄姑娘，人们就把这味中药起名叫"凌霄花"，并一直沿用至今。

4. 传说中的吉祥之花

凌霄花不仅受到我国百姓的喜爱，在国外也很受青睐，常被誉为友谊之树、吉祥之花。在日本，凌霄花寓意慈母之爱，经常与冬青、樱草放在一起，结成花束赠送给母亲，表达对母亲的热爱之情。

凌霄花用于治疗妇科病确有疗效。凌霄花始载于《神农本草经》，列为中品，是一种活血化瘀药，主要用于妇女闭经、痛经等症。

闭经不行：凌霄花研末，每次饭前用酒送服6克。或用凌霄花5克，月季花10克，红花15克，水煎服。

痛经：凌霄花、吴茱萸各5克，水煎服。

崩漏：凌霄花15克，配延胡索、当归、红花、赤芍各10克，水煎服。也可单味凌霄花研末温酒送服。

二十、六月雪

六月雪又名满天星、碎叶冬青、白马骨、素馨、悉茗（图2-31），常绿或半常绿丛生小灌木。植株低矮，株高不足1米，分枝多而稠密，显得纷乱。嫩枝绿色有微毛，揉之有臭味，老茎褐色，有明显的皱纹，幼枝细而挺拔，绿色。叶对生或成簇生小枝上，长椭圆形或长椭圆披针状。花白色带红晕或淡粉紫色，单生或多朵簇生，花冠漏斗状。全缘，先端钝，厚革质，深绿色，有光泽。花形小，密生在小枝的顶端，花冠长约7毫米，漏斗状，有柔毛，白色略带红晕，花萼绿色，上有裂齿，质地坚硬。小核果近球形，花期6～7月。常见栽培的有金边六月雪（叶缘金黄色），斑叶六月雪和重瓣六月雪。花小而密，树型美观秀丽，适于盆栽或作盆景。花白色，漏斗形，花期夏季，盛开时如同雪花散落。"六月雪"主要分布在我国的江苏、浙江、江西、广东、台湾等东南及中部各省。6月开花,远看如银装素裹,犹如六月飘雪,雅洁可爱。

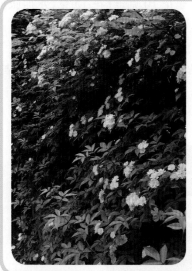

图2-31　六月雪

1. 六月雪浴足消黄疸

六月雪清热利湿,这里主要针对防治肝胆湿热型肝炎,出现的右胁肋部胀痛、舌红口苦、呕恶腹胀、尿黄、目黄、身黄等症状。

【原料】六月雪花 100 克,茵陈 30 克。

【做法】取六月雪花、茵陈切碎,放入煎煮的容器中,放入适量的水进行煎煮,每次时间为 0.5 ~ 1 小时,煎煮 2 ~ 3 次,每次都滤出煎煮液,将取出的药液倒入桶中,加入足量凉水,以水温使双脚能耐受为度,再将双脚浸入水中,浸泡时间约为 15 分钟。

【作用】六月雪疏风解表,清热利湿;茵陈能清湿热,退黄疸,两药合用清肝热,退黄疸。水温不宜过高,可使湿热之气从足底释出。

2. 六月雪浴足祛风湿

风湿痹痛多是由于风湿阻滞关节经络,导致关节活动困难,并有局部酸胀沉重感,此时应清热利湿,祛风止痛。六月雪和防己合用便能有效防治此类疾病。

【原料】六月雪 100 克,防己 30 克。

【做法】将防己研成粉末备用,连同六月雪花一并放入桶中,冲入约 3 000 毫升沸水,加盖闷约 5 分钟,待其有效成分溢出,粉末逐渐溶解后,加入足量温水,以微温为宜,再将双脚浸入水中,浸泡时间约为 15 分钟。

【作用】六月雪清热利湿,舒筋活络;防己利水消肿，祛风止痛。两者配合使用既能利湿，又可祛风止痛，有助于治疗风湿痹痛。

○‥‥‥‥‥ 配合刺激足反射区 ‥‥‥‥‥○

用拇指指腹按压法，使用中等力度点按肾上腺反射区 15 次，以患者局部有酸麻痛感为度，在肝脏、胆囊反射区可以使用推按法并加长操作 10 ～ 15 次，换脚再操作一遍，全足放松结束。

重点刺激肾上腺和胆囊反射区。

肾上腺反射区：位于肾脏反射区上方。适用于生殖系统疾患、哮喘、关节炎等病症。

肝脏：位于右足底第四跖骨与第五跖骨间，在肺反射区下方。适用于肝炎、肝硬化等病症。

胆囊反射区：位于右足底第三跖骨与第四跖骨间，在肝脏反射区之内。适用于胆结石、消化不良、胆囊炎等病症。

3. 白冠茫茫的奇观

元代名士黄庚的"片片随风整复斜，飘来老鬓觉添华。江山不夜月千里，天地无私玉万家。远岸来春飞柳絮，前村破晓玉梅花。羔羊金帐应粗俗，自掏冰泉煮石茶"。这首赏雪诗，就是表现出六月雪白冠茫茫那种奇观了。所以，六月雪在民间又称"冰凉树"，意思是在暑气逼人的盛夏，它的白花却如雪片样的冰凉，是一种消暑除烦的快意花。

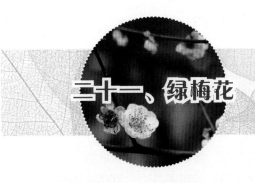

二十一、绿梅花

绿梅花即绿萼梅，俗称绿梅，因萼绿花白、小枝青绿而得名（图2-32）。为蔷薇科植物梅的干燥花蕾，入药分白梅花、红梅花两种。白梅花主产于江苏、浙江等地，红梅花主产于四川、湖北等地。初春花未开放时采摘花蕾，及时低温干燥。它属于梅花品种分类系统中的真梅系直枝梅类绿萼型，是梅花品系中的佼佼者。自古，绿萼梅就深得人们喜爱。其花瓣、复瓣或重瓣，在生长习性上具有自己的特点。

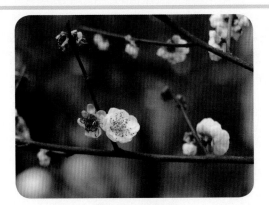

图2-32　绿梅花

1. 绿梅花浴足解暑亦解郁

当暑热天气时，人们便感觉头昏重，口干的暑热症状，同时心情也会变得压抑难受，抑郁久就会化热，加重症状，此时用疏肝清热的绿梅花浴足最为适合。

【原料】绿梅花80克，薄荷20克。

【做法】取绿梅花、薄荷捣碎后放桶中，倒入准备好的约3 000毫升沸水，加盖闷约5分钟，待其有效成分溢出，药浴水的味道渐浓，加入足量凉水，以水温使双脚能耐受为度，再将双脚浸入水中，浸泡时间约为 15 分钟。

【作用】绿梅花浴足有疏肝解郁作用，配合薄荷更能增强疏肝解郁，清利头目，解暑清热的作用，浴足水温不宜太高，有效成分经双脚吸收后，能起到解暑清热，疏肝解郁，防治抑郁症的作用。

 2. 绿梅花浴足助开胃

食欲缺乏，不想进食，多由于肝胃气滞，使得脾胃运化功能失常，此时用开胃行气的绿梅花进行浴足最为适合（图 2-33）。

【原料】绿梅花 100 克，木香 30 克。

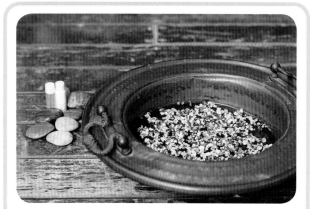

图2-33　绿梅花浴足助开胃

【做法】先将木香研成粉末放入桶中，再将绿梅花洗净后也放入浴足桶中，加入准备好的约 3 000 毫升沸水并搅拌促进粉末溶解，然后加盖闷约 5 分钟，待其中成分渐渐溶解，药草的香味渐浓，加入足量温水，使水温控制在 30℃ ～ 40℃，并能使双脚浸没为度，再将双脚浸入水中，浸泡时间约为 15 分钟。

【作用】用绿梅花浴足能疏肝解郁，开胃生津，配合木香行气止痛，健脾消食，两者合用可以有助于治肝胃气滞所表现出的脘腹胀满、食欲缺乏、不思饮食等症状。

○‥‥‥‥‥ 配合刺激足反射区 ‥‥‥‥‥○

用双指拳法，使用中等力度点按胃、额窦反射区各 10 ～ 15 次，以酸胀为度，换脚再操作一遍，全足放松结束。

额窦反射区：位于两足拇趾靠尖端 1 厘米的范围及其他八个足趾尖端，呈交叉反射。适用于脑卒中、脑震荡、鼻窦炎、头痛、头晕、失眠、发热及眼、耳、鼻、口等病症。

胃反射区：位于两足底第一跖骨的中、后部。适用于胃痛、胃酸增多、胃溃疡、消化不良、急慢性胃炎、胃下垂等病症。

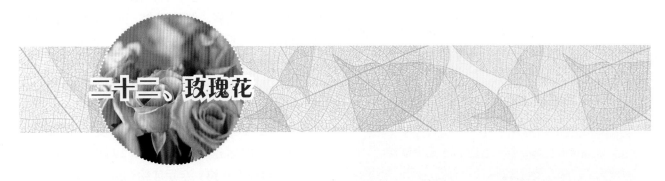

3. 诗人吟梅

陆游一生爱梅、咏梅，以梅自喻。他称赞梅是"花中气节最高坚"的。而《梅花绝句》所赞"何方可化身千亿，一树梅花一放翁"，真正进入元代诗人景元启所叹"梅花是我，我是梅花"的境界。辛弃疾"更无花态度，全是雪精神"（《临江仙·探梅》），陈亮"欲传春消息，不怕雪埋藏"的诗句，更是以貌取神的感慨之吟。

二十二、玫瑰花

玫瑰花，又名徘徊花、刺玫花、赤蔷薇，为蔷薇科落叶灌木（图2-34）。茎多刺。夏季4～5月开花，花单生或簇生于枝顶，有红色、紫色、白色、绿色等，又有单瓣与重瓣之分。果期8～9月，扁球形。原产中国，久经栽培，供观赏。玫瑰与月季是姊妹花，长得活像双胞胎，花形花色也很近，不同点是玫瑰的刺是茎刺，即刺是茎的木质部的一部分，是手取不下来的，而月季是皮刺，刺是与表皮联系的，可以掰下，这也是分辨玫瑰和月季的最主要标准。月季常开，玫瑰仅开两三朵。

玫瑰花作为可供食用的药物，正式载入《食物本草》。民间常用玫瑰花加糖冲开水服，既香甜可口，又能行气活血；用玫瑰花泡酒服，舒筋活血，可治关节疼痛。自古就用蒸馏的方法把玫瑰制成玫瑰露，气味芬芳，疗效显著。《本草纲目拾遗》记载："玫瑰露气香而味淡，能和血平肝，养胃宽胸散郁。"《金氏药贴》也说："专治肝气、胃气，立效。"就连《红楼梦》也说到贾宝玉因病服用玫瑰露，并称高热病人用凉水冲服玫瑰露，可以收到"心中爽快，头目清凉"的良好效果。

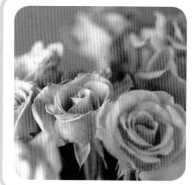

图2-34　玫瑰花

1. 玫瑰花浴足治肝气胃痛

肝气胃痛，也就是肝气犯胃致痛，会出现胃脘胀满，胸闷嗳气，喜长叹息，大便不畅，遇烦恼郁怒则痛作或痛甚。玫瑰花香气浓郁，柔肝醒胃，为浴足最佳材料。

【原料】玫瑰花100克，佛手30克。

【做法】取玫瑰花瓣、佛手捣碎后放入桶中，加入准备好的约3000毫升沸水，加盖闷约5分钟，待药浴水的颜色和味道渐浓，加入足量温水，水温适宜，再将双脚浸入水中，浸泡时间约为15分钟。

【作用】玫瑰花，香气最浓，清而不浊，和而不猛，柔肝醒胃、理气活血、疏肝解郁，配以佛手芳香理气，健胃止呕，同样适用于肝气胃痛。两药合用于浴足，通过足底刺激达到缓解胃痛的效果。

2. 玫瑰花浴足治跌打损伤

跌打损伤泛指人们因跌、打、磕、碰等原因而受的伤，多表现为软组织损伤、外伤肿胀疼痛等，治疗应活血通络，舒筋行气。用行气止痛的玫瑰花作为浴足材料最为合适（图2-35）。

【原料】玫瑰花100克，红花30克。

【做法】先将红花洗净后放入适当容器煎煮，煎汁2～3次，每次煎煮30分钟，并滤出药液备用，再取玫瑰花捣碎后放入桶中，加入准备好的约3000毫升沸水，加盖闷数分钟，待药浴水的颜色渐渐加深，加入事先备好的红花药液，再加入足量温水，以水温使双脚能耐受为度，再将双脚浸入水中，浸泡时间约为15分钟。

【作用】玫瑰花能利气行血，散瘀止痛；红花活血通经，祛瘀止痛，针对足部的跌打损伤两者合用进行浴足尤为适合。

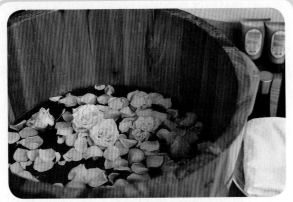

图2-35 玫瑰花浴足治跌打损伤

○⋯⋯⋯ 配合刺激足反射区 ⋯⋯⋯○

使用中等力度拇指点按法点按肝脏、胃、脾脏反射区各10～15次，以酸胀为度，换脚再操作一遍，全足放松结束。

重点刺激肝和胃反射区。

肝脏反射区：位于右足底第四跖骨与第五跖骨间，在肺反射区下方。适用于肝炎、肝硬化，以及肝气郁结所引起的胁痛、口苦、食欲缺乏等病症。

胃反射区：位于两足底第一跖骨的中、后部。适用于胃痛、胃酸增多、胃溃疡、消化不良、急慢性胃炎、胃下垂等病症。

3. 花中皇后

在希腊传说中，玫瑰是希腊花神克罗斯创造的。当初玫瑰只是林中一个仙女的尚无生命的一粒种子。一天，花神克罗斯偶然在森林的一块空地上发现了它。克罗斯请求爱神阿佛洛狄特赋予了它美丽的容貌；让酒神狄俄尼索斯浇洒了神酒，使它拥有了芬芳的气味，又有美惠三女神将魅力、聪颖和欢乐赐予了它。随后，西风之神吹散了云朵，太阳神阿波罗得以照耀它并使它开花。玫瑰就这样诞生了，并立即被封为花中之皇后。

4. 玫瑰花养颜

玫瑰木耳大枣汤：玫瑰花3朵，黑木耳30克，大枣20枚。将玫瑰花瓣、黑木耳、大枣均洗净，沥干水；将大枣、木耳加水约3000毫升，大火烧沸，转小火约 20 分钟时，下入花瓣，再停约 10 分钟即可饮服。每日早晚餐后各饮一次。功效为活血驻颜，润肤祛斑，健美肌肤。

玫瑰花膏：玫瑰花蕾 100 克，加清水 500 毫升，煎煮 20 分钟，滤去花渣，熬成浓汁，加 500 克红糖，熬成膏。放冰箱，每天服用 1 ～ 2 茶匙。玫瑰花蕾加红糖熬膏，服用后可以起到补血养气、滋养容颜的作用。

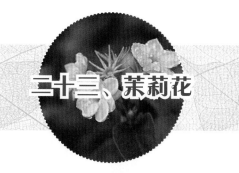

二十三、茉莉花

茉莉花原产于中国西部，现广泛植栽于亚热带地区。常绿小灌木类的茉莉花叶色翠绿，花色洁白，香味浓厚，为常见庭园及盆栽观赏芳香花卉（图 2-36）。多用盆栽，点缀室容，清雅宜人，还可加工成花环等装饰品。而落叶藤本类的大多数黄色的和芬芳的白色花则是国外许多人家花园里用来点缀冬天花园的最好的方式之一。"花开满园，香也香不过它"，它就是"一卉能熏一室香"的茉莉花。茉莉花虽无艳态惊群，但玫瑰之甜郁、梅花之馨香、兰花之幽远、玉兰之清雅，莫不兼而有之。

茉莉花清香怡神，清心安神，工作繁忙后，取茉莉花 2 朵，放冰糖适量，泡茶饮用，清香怡神。

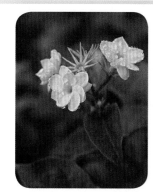

图2-36　茉莉花

宋代姚述尧《行香子·茉莉花》："天赋仙姿，玉骨冰肌。向日炎威，独逞芳菲。轻盈雅淡，初出香闺。是水宫仙，月宫子，汉宫妃。清夸占卜，韵胜酝酿。笑江梅，雪里开迟。香风轻度，翠叶柔枝。与王郎摘，美人戴，总相宜。"

1. 茉莉花浴足去红眼

用适量茉莉花配菊花进行浴足熏洗可以有助于防治目赤肿痛、迎风流泪等疾病（图2-37）。

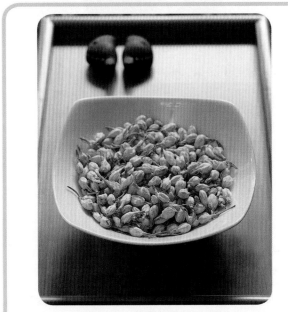

图2-37　茉莉花浴足去红眼

【原料】茉莉花 100 克，菊花 30 克。

【做法】取茉莉花、菊花捣碎后，放入煎煮的容器中，放入适量的水进行煎煮，每次时间为 0.5 ~ 1 小时，煎煮 2 ~ 3 次，每次都滤出煎煮液，将每次取出的药液倒入桶中，加入足量温水，以水温使双脚能耐受为度，再将双脚浸入水中，浸泡时间约为 15 分钟。

【作用】茉莉花可抗菌消炎，因为茉莉花对多种细菌有抑制作用，内服外用，可治疗红眼病、疮疡、炎性病症，配合以菊花清肝明目，便能达到防治红眼、眼睛肿痛的效果。

2. 茉莉花浴足治痛泻

当饮食不洁，胃肠不适，人会感到有腹痛，里急后重，便下不畅，此时应理气和中，开郁辟秽，茉莉花是浴足最佳选择。

【原料】茉莉花 100 克。

【做法】将茉莉花研为细末，放入桶中，加入准备好的约 3 000 毫升沸水，充分搅拌后加盖闷约 5 分钟，待粉末渐渐溶解，而且药浴水的颜色和味道渐浓，加入足量温水，水温适宜，再将双脚浸入水中，浸泡时间约为 15 分钟。

【作用】茉莉花能理气和中，开郁辟秽。用其研末后进行浴足，促进足部吸收后可以有助于治疗下痢腹痛。

○⋯⋯ 配合刺激足反射区 ⋯⋯○

用拇指指腹，使用重等力度点按眼、肝脏、腹腔神经丛反射区各 10～15 次，以酸胀为度，换脚再操作一遍，全足放松结束。

重点刺激眼反射区。

眼反射区：位于两足底第二、三趾根部。适用于视神经炎、结膜炎、角膜炎、近视、远视、复视、斜视、散光、视网膜出血、白内障、青光眼等病症。

3. 香魂的传说

传说茉莉花原来没有香味，它的香味与一个叫"真娘"的女子之死有关。

真娘，本名胡瑞珍，唐代苏州歌妓，出身京都长安一书香门第，从小聪慧、娇丽，擅长歌舞，工于琴棋，精于书画。为了逃避安史之乱，随父母南逃，路上与家人失散，流落苏州，被诱骗到山塘街"乐云楼"妓院，但她只卖艺，不卖身，守身如玉。其时，苏城有一富家子弟叫王荫祥，想娶她为妻，真娘不从。王荫祥就用重金买通老鸨，想留宿真娘。真娘难以违抗，为保贞洁，悬梁自尽。王荫祥懊丧不已，悲痛至极，斥资厚葬真娘于名胜虎丘，并刻碑纪念，栽茉莉于墓上。

后来文人雅士每过真娘墓，对绝代红颜不免怜香惜玉，纷纷题诗于墓上。真娘的魂魄附于花上，从此茉莉花就带有了香味，所以叫茉莉花又称"香魂"，茉莉花茶又称为"香魂茶"。

4. 世界各地的茉莉花城

希腊首都雅典称为茉莉花城。菲律宾、印度尼西亚、巴基斯坦、巴拉圭、突尼斯和泰国等把茉莉和同宗姐妹毛茉莉、大花茉莉等列为国花。美国的南卡罗来纳州定为州花。泰国人把它作为母亲的象征。在花季，菲律宾到处可见洁白的茉莉花海，使整个菲律宾都散发着浓浓的花香。在中国，2006 年 11 月，江苏省将茉莉花定为省花。

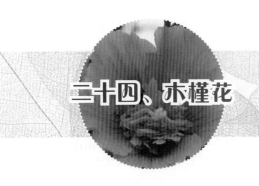

二十四、木槿花

木槿花又叫白槿花、桐树花、大碗花、篱障花、清明篱、白饭花、鸡肉花、猪油花、朝开暮落花（图2-38）。主要分布在热带和亚热带地区，落叶灌木或小乔木；高2～3米，多分枝；叶三角形或菱状卵形，有时中部以上有3裂。花大，单生叶腋，直径5～8厘米，单瓣或重瓣，有白、粉红、紫红等色，花瓣基部有时红或紫红；花期6～9月，花甚多，虽每花只开一日，但每天都有大量的花开放，十分美丽。在园林中常用作花篱、单植、成列种植或作其他灌木的背景。花期满树花朵，娇艳夺目，甚为壮观美丽。是作自由式生长的花篱的极佳植物，适宜布置道路两旁、公园、庭院等处，可孤植、列植或片植。

木槿花可作为一种中药使用，同时也可以食用。吃木槿花，早在《诗经》中就有记载，木槿花的营养价值极高，每100克食用部分含有蛋白质1.68克，

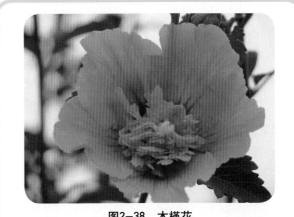

图2-38　木槿花

脂肪0.19克，总酸0.38克，粗纤维1.4克，干物质10.3克，还原糖2.10克，维生素C 24.6毫克，氨基酸总量1.19克，铁0.8毫克，钙60.6毫克，锌0.30毫克，并含有黄酮类活性化合物。福建汀州人用木槿花与稀面与葱花，下锅油煎，松脆可口，

俗称"面花"。徽州山区的居民用木槿花煮豆腐吃，味道十分鲜美可口。

1. 木槿花浴足祛疮疖

疮疖是皮肤毛囊或皮脂腺的急性化脓性炎症，一般多发生于夏季，任何部位都可发生。其特征是色红、灼热、疼痛、脓出即愈。其病因病机为外感热毒，或湿热内蕴，热毒不得外泄，阻于肌肤所致。而木槿花清热凉血，解毒消肿，用其做浴足材料最为适合。

【原料】木槿花 100 克。

【做法】取木槿花瓣捣碎，放入桶中，加入准备好的约 3 000 毫升沸水，加盖闷约 5 分钟，待其有效成分渐渐溶解后，药浴水的颜色和味道渐浓，加入足量温水，水温适宜，再将双脚浸入水中，浸泡时间约为 15 分钟。也可以直接将其捣烂后加入少许甜酒，在患处外敷。

【作用】木槿花清热凉血，解毒消肿，外用和浴足泡脚可治足部疮疖痈肿、各种烧烫伤。

2. 木槿花浴足止泻痢

痢疾初起，首先见腹痛，继而下痢，日夜数次至数十次不等。多发于夏秋季节，由湿热之毒，内伤脾胃，致胃失消导，湿热积滞，酝酿肠道而成。茉莉花能清热凉血，解毒消肿，对于毒邪较重的热毒痢疾尤为适宜（图 2-39）。

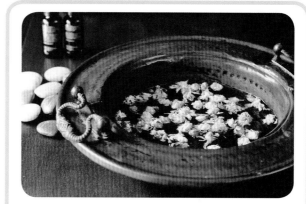

图2-39 木槿花浴足止泻痢

【原料】木槿花 100 克，白头翁 25 克。

【做法】取木槿花、白头翁放容器中，加入适量水煎煮 2 ~ 3 次，每次煎煮半小时左右，并将煎出的汁液滤出倒入桶中，尔后在桶中加入足量温水，水温控制在 30℃～40℃，再将双脚浸入水中，浸泡时间约为 15 分钟。

【作用】木槿花能清热凉血、解毒消肿，白头翁具有清热解毒、凉血止痢功效。如此两者合用煎汁后进行浴足可有助于治疗邪毒较重的热毒痢疾。

○········ 配合刺激足反射区 ········○

用食指刮压法使用中重等力度推按腹腔神经丛、大肠、小肠反射区各 15 次，以患者局部有酸麻痛感为度，换脚再做，全足放松结束。

重点刺激腹腔神经丛和小肠反射区。

腹腔神经丛反射区：位于两足底中心，分布在肾脏反射区及其周围。适用于胃肠神经官能症、腹泻、便秘等病症。

小肠（空肠、回肠）反射区：位于两足跖骨，楔骨至跟骨的凹下区域，为升结肠、横结肠、降结肠、直肠的反射区所包围。适用于胃肠胀气、腹泻、腹部闷痛等病症。

3. 诗人吟木槿

木槿花色彩丰富，花型秀美，枝叶繁茂，花期较长，开花时满树紫、红、白花，艳丽夺目，娇媚悦人。我国栽培历史悠久，古代文人常用以喻女子的美貌。第一部古诗集《诗经·有女同车》中就写木槿："有女同车，颜如舜华。"朝鲜也因喜爱木槿朝开暮落，不断开放称它为无穷花，并将其定为国花。唐朝大诗人白居易赞咏："风露飒以冷，天色一黄昏。中庭有槿花，荣落同一晨。"

二十五、蒲公英

蒲公英，又称黄花地丁，是亚热带常见的一种一年或两年生草本植物（图2-40）。蒲公英的英文名来自法语 dent-de-lion，意思是狮子牙齿，是因为蒲公英叶子的形状像一嘴尖牙。蒲公英叶子从根部上面一圈长出，围着一两根花茎。花茎是空心的，折断之后有白色的乳汁。花为亮黄色，由很多细花瓣组成。成熟之后，花变成一朵圆的蒲公英伞，被风吹过会分为带着一粒种子的小白伞。"风滋雨润绿芊芊，拂翠迎红少哗喧。春絮相思飞蝶梦，穿杨过柳舞翩翩"。这首诗描写了春天蒲公英美丽的样子。

《本草纲目》记载：蒲公英主治妇人乳痈，水煮汁饮及封之立消。解食毒，散滞气，清热毒，化食毒，消恶肿、结核、疔肿。

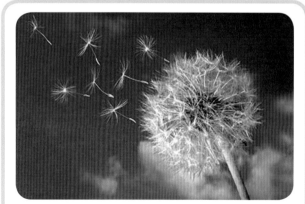

图2-40　蒲公英

1. 蒲公英浴足清肝热

肝热容易使人心情烦躁，易怒，同时会出现口干，头胀痛，目赤肿痛等症状。蒲公英清热解毒，尤善清肝热，为浴足最佳材料。

【原料】蒲公英 100 克，菊花 30 克。

【做法】取蒲公英花用纱布包裹放入桶中，再放入菊花，加入准备好的约 3000 毫升沸水，加盖闷约 5 分钟，待其有效成分溢出，药浴水的颜色渐渐加深，味渐浓，加入足量温水，水温适宜，再将双脚浸入水中，浸泡时间约为 15 分钟。

【作用】蒲公英清热解毒，尤善清肝热，消痈散结，适用于防治肝热目赤肿痛，配以菊花清肝明目，共同起到清肝热，明目消肿痛的作用。

2. 蒲公英浴足祛脓毒

足部外伤后，化脓性细菌侵入伤口，继而化脓成溃，此时可用清热解毒力较强的蒲公英作为材料进行浴足治疗（图 2-41）。

【原料】蒲公英 100 克，白花蛇舌草 35 克。

【做法】先将蒲公英研末，再将白花蛇舌草捣烂后滤出汁液，一起倒入浴足桶中，加入准备好的约 3000 毫升沸水，搅拌后加盖闷约 5 分钟，待其中成分慢慢溶解后，加入足量凉水，水温宜稍低，并以水量能使双脚浸没为度，再将双脚浸入水中，浸泡时间约为 15 分钟。

【作用】蒲公英花能清热解毒，消痈散结，可

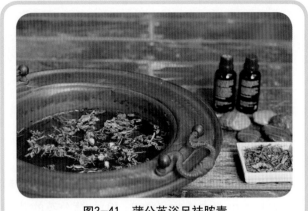

图2-41　蒲公英浴足祛脓毒

用于多种感染、化脓性疾病。白花蛇舌草清热，利湿，解毒。两者合用浴足可治疗足部的热毒脓肿。

○┈┈┈┈ **配合刺激足反射区** ┈┈┈┈○

用拇指指腹，使用重等力度点按心脏、眼、肝脏反射区各 10～15 次，以酸胀为度，换脚再操作一遍，约 30 分钟。

重点刺激眼和肝反射区。

眼反射区：位于两足底第二、三趾根部。适用于视神经炎、结膜炎、角膜炎、近视、远视、复视、斜视、散光、视网膜出血、

白内障、青光眼等病症。

　　肝脏反射区：位于右足底第四跖骨与第五跖骨间，在肺反射区下方。适用于肝炎、肝硬化等病症。

3. 蒲公英的传说

　　相传在很久很久以前，有个16岁的姑娘患了乳痈，乳房又红又肿，疼痛难忍，但她羞于开口，只好强忍着。这事被她母亲知道了。当时是封建社会，她母亲又缺乏知识，以为女儿做了什么见不得人的事。姑娘见母亲怀疑自己的贞节，又羞又气，更无脸见人，便横下一条心，在夜晚偷偷逃出家园投河自尽。事有凑巧，被河边渔船上姓蒲的老公公和小孙女救起。问清了投河的缘由后，第二天，老公公叫小孙女从山上挖了一种草，翠绿的披针形叶，顶端长着一个松散的白绒球。把草洗净后捣烂成泥，敷在姑娘的乳痈上，不几天就消肿了。后来姑娘将这草带回家栽种留作纪念，叫这种野草为蒲公英。

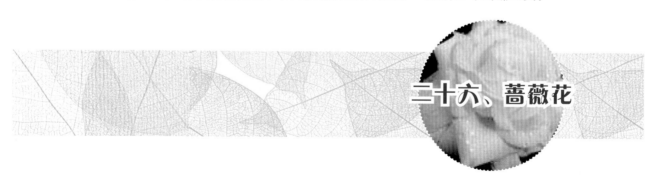

二十六、蔷薇花

　　蔷薇花别名野蔷薇、刺蘼、刺红、买笑、雨薇（图2-42），产于我国黄河流域及以南地区，为蔷薇科蔷薇属的落叶或半常绿的匍匐状灌木的花朵，自古就是佳花名卉。蔷薇花香味很浓，花香诱人。蔷薇

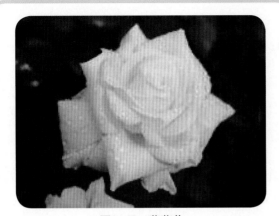

图2-42 蔷薇花

花喜生于路旁、田边或丘陵地的灌木丛中。蔷薇花花期5～9月份，次第开放，有半年之久，品种较多，名称亦很复杂。花色有乳白、鹅黄、金黄、粉红、大红、紫黑多种，花朵有大有小，有重瓣、单瓣，但都簇生于梢头，色泽鲜艳，气味芳香，是香色并具的观赏花。枝干成半攀缘状，可依架攀附成各种形态，宜布置于花架、花格、辕门、花墙等处，夏日花繁叶茂，有"密叶翠幄重，浓花红锦张"的景色。

花盛开时，择晴天采收，晒干，以无花托及叶片掺杂、花瓣完整、色白者为佳。花瓣中可提取芳香油，其价值高于黄金，具有很高的药用价值。

1. 蔷薇花浴足解暑和胃

当人体内的暑湿之气过重，便会出现头昏不适、胸闷难受、胃口不佳、不思饮食等症状，蔷薇花清暑化湿、顺气和胃，为浴足的最佳材料。

【原料】蔷薇花100克。

【做法】取蔷薇花捣碎捣烂后放入桶中，加入准备好的约3 000毫升沸水，加盖闷约5分钟，待其有效成分分解溢出后，加入足量温水，水温适宜，再将双脚浸入水中，浸泡时间约为15分钟。

【作用】蔷薇花有清暑化湿，顺气和胃，止血的功效。针对暑气较重、胃气不和的人们用温水浴足较为适宜，使血管扩张，便于暑热之气的排出。

2. 蔷薇花浴足治厌食

厌食多表现为食欲减低，严重的甚至会拒绝进食，天气过热或湿度过大，可影响神经调节功能和消化液的分泌而引起食欲不振。因此，具有清暑化湿、顺气和胃的蔷薇花为浴足材料的最佳选择（图2-43）。

【原料】蔷薇花 100 克，木香 30 克。

【做法】取蔷薇花、木香切碎，放入煎煮的容器中，放入适量的水进行煎煮，每次时间为 0.5～1 小时，煎煮 2～3 次，每次都滤出煎煮液，将取出的药液倒入桶中，加入足量温水，水温适宜，再将双脚浸入水中，浸泡时间约为 15 分钟。

【作用】蔷薇花有清暑化湿、顺气和胃的作用，木香有特殊香气，能醒脾开胃，又能行气止痛，健脾消食，两者合用有助于提高脾胃功能，改善厌食症状。

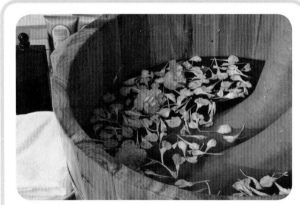

图2-43　蔷薇花浴足治厌食

○‥‥‥‥ 配合刺激足反射区 ‥‥‥‥○

使用拇指指腹点按法重等力度点按肝脏、胃、脾脏、肾脏反射区各 10 次，在脾脏、胃反射区可以食指推按法加长操作时间，换脚再操作一遍，全足放松结束。

重点刺激脾和胃反射区。

脾脏反射区：位于左足底第 4、5 跖骨体间，心脏反射区下一拇指宽处。适用于食欲不振，消化不良，小儿厌食，贫血，发热，皮肤病，月经不调等病症。

胃反射区：位于两足底第一跖骨的中、后部。适用于胃痛、胃酸增多、胃溃疡、消化不良、急慢性胃炎、胃下垂等病症。

3.　姹紫嫣红的蔷薇花

在我国，蔷薇常被比作美丽的少女。白居易有诗："乍见疑回面，遥看误断肠。风朝舞飞燕，雨夜泣萧娘。"明代顾磷曾经赋诗："百丈蔷薇枝，缭绕成洞房。密叶翠帷重，浓花红锦张。张著玉局棋，遣此朱夏长。香云落衣袂，一月留余香。"诗中描绘出一幅青云缭绕、姹紫嫣红的画面。蔷薇花花色很多，有白色、浅红色、深桃红色、黄色等，花香诱人。

4. 蔷薇十字会

在日本被称作的"蔷薇十字会"，是流传在欧洲的秘密结社。那是中世纪为了与罗马教皇及教会对抗，实践希腊真正教义而发展起来的结社，但是被罗马天主教视为异端。

在那段时期，这个结社始终没有成为一个合法的组织，因此被视为神秘的存在。团员的目标在于想要成为神秘学知识的通晓者，以"博爱"为尊，把尽快救助重病患者当做责任。正因如此，蔷薇十字会需要研究并实践炼丹术的医学。而到了18世纪，由于与罗马天主教对立，蔷薇十字会被视为异端。

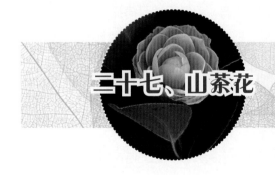

二十七、山茶花

山茶花又名曼陀罗树、薮春、山椿、耐冬、山茶、晚山茶、茶花、洋茶，为山茶科常绿灌木或小乔木，是我国的传统名花，自古以来就被誉为"花中珍品"（图2-44）。 山茶的花朵硕大丰腴，大者的花径可达25厘米以上，堪与国色天香的牡丹媲美。如果将数色不同品种的山茶花陈列在一起，或盆栽点缀于居室、走廊和庭院等处，更能呈现出生动雅致，热烈大方的气氛，平添许多风采。山茶花品种繁多，世界上有5000多个品种，我国仅约300多种。

山茶花为我国的传统园林花木，据资料记载，云南省昆明市近郊太华寺院内，有山茶老树一株，相传为明朝初年建文帝手植。每当花季，红英覆树，花人如株，状如牡丹。

山茶花，枝叶繁茂，四季常青，开花于冬末春初万花凋谢之时，尤为难得。古往今来，很多诗人写下了赞美山茶花的诗句。陆游《山茶》"雪裹开花到春晚，世间耐久孰如君。凭栏叹息无人会，三十年前宴海云"。南宋诗人范成大曾以"门巷欢呼十里寺，腊前风物已知春"的诗句，来描写当时成都海六寺山茶花的盛况。郭沫若先生曾用"茶花一树早桃红，白朵彤云嘯做中"的诗句赞美山茶花盛开的景况。

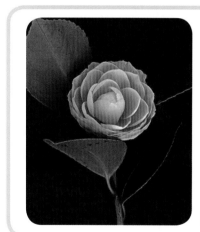

图2-44　山茶花

1. 山茶花浴足治痔疮出血

饮食不当，或者燥热蕴结大肠，容易产生便血、痔血。山茶花为收敛止血要药，亦治肠风下血，便血痔血。

【原料】山茶花100克，槐花40克。

【做法】槐花研成粉末。取山茶花放入浴足桶中，加入约3 000毫升沸水，倒入槐花粉末一起搅拌，再加盖闷数分钟，待其中成分渐溶解后，加入足量凉水，水温宜低，再将双脚浸入水中，浸泡时间约为15分钟。

【作用】槐花凉血止血，清肝泻火；山茶花为收敛止血要药，亦治肠风下血、便血痔血，两者合用进行凉水浴足，防治便血痔血的效果更佳。

2. 山茶花浴足防治肠胃出血

胃肠出血俗称上消化道出血，40%以上是由胃、十二指肠溃疡导致，工作过度劳累、日常饮食不规律、情绪异常紧张等有消化道病史的人群容易发病，常常表现为呕血黑便，山茶花为收敛止血要药，能治疗胃肠出血（图 2-45）。

【原料】山茶花 150 克。

【做法】取山茶花切碎，放入煎煮的容器中，放入适量的水进行煎煮，每次时间为 0.5～1 小时，煎煮 2～3 次，每次都滤出煎煮液，将取出的药液倒入桶中，加入足量凉水，水温宜凉，再将双脚浸入水中，浸泡时间约为 15 分钟。

【作用】山茶花为治疗呕血要药之一，也是收敛止血要药，用其进行浴足可有助于治疗胃肠出血引起的便血和呕血。

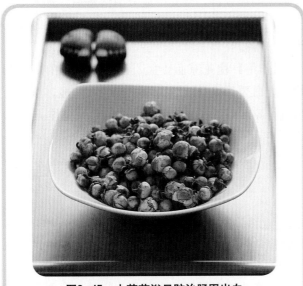

图2-45　山茶花浴足防治肠胃出血

○‥‥‥‥ 配合刺激足反射区 ‥‥‥‥○

用拇指指腹，使用中重等力度刺激肛门反射区 10 次，运用按揉法刺激胃反射区 15 次，力度均匀以患者局部有酸、麻、痛感为度，换脚再做，全足放松结束。

肛门反射区：位于左足底跟骨前缘，直肠反射区的末端。适用于便秘、痔疮、脱肛、肛裂等病症。

胃反射区：位于两足底第一跖骨的中部。适用于胃痛、胃酸增多、胃溃疡、消化不良、急慢性胃炎、胃下垂等病症。

3. 人称胜利花

山茶花顶风冒雪，不怕环境的恶劣，被称为胜利花。

传说明代吴三桂在云南横行霸道，在五华山建宫殿，传旨云南各地献奇花异草。陆凉县境内普济寺有一株茶花，高二丈余，为天下珍品，陆凉县令见到旨谕，迫令寺旁居民挖茶树。村民不服，都不肯挖。最后，陆凉县令只好亲自出马，挖茶树，运至吴三桂宫殿。谁知茶树刚放下，就听"哗"的一声，茶树叶子全部脱光，树枝也马上枯死了。吴三桂下令把茶树丢弃，之后就每夜都做噩梦。谋臣进言："茶树入宫为祸，出宫为福。不如贬回原籍，脱祸为福。"吴三桂认为有理，便把茶树送回陆凉。

茶树回乡后就奇迹般的活了，村里男女老少悲喜交集，流下了激动的眼泪。从此，在云南都称山茶花为胜利花。山茶花开，显示了人们战胜恶势力的喜悦。

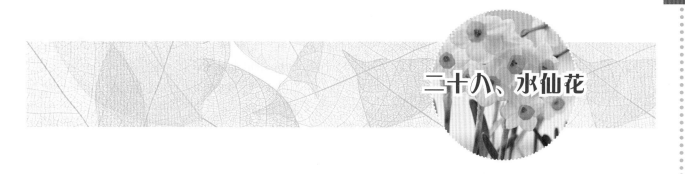

二十八、水仙花

水仙花又名凌波仙子、玉玲珑、金盏银台、姚女花、女史花、天葱、雅蒜（图2-46）；石蒜科多年生草本。地下部分的鳞茎肥大似洋葱，卵形至广卵状球形，外被棕褐色皮膜。叶狭长带状，二列状着生。花葶中空，扁筒状，通常每球有花葶数支，多者可达10余支，每葶数支，花至10余朵，组成伞房花序。

因多为水养，且叶姿秀美，花香浓郁，亭亭玉立水中，故有"凌波仙子"的雅号。水仙主要分布于我国东南沿海温暖、湿润地区，福建漳州、厦门及上海崇明岛最为有名。水仙是草本花卉，原产于我国浙江福建一带，现已遍及全国和世界各地。水仙花朵秀丽，叶片青翠，花香扑鼻，清秀典雅，已成为世界上有名的冬季室内和花园里陈设的花卉之一。

清代王夫之《水仙花》"乱拥红云可奈何，不知人世有春波。凡心洗尽留香影，娇小冰肌玉一梭"。女杰秋瑾也有诗云："洛浦凌波女，临风倦眼开。瓣疑是玉盏，根是谪瑶台。嫩白应欺雪，清香不让梅。余生有花癖，对此日徘徊。"

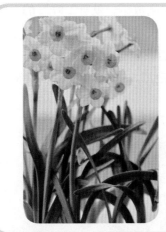

图2-46 水仙花

1. 水仙花浴足消皮肤红肿

足部的痈疖疔毒初起时，会有局部的红肿热痛，这是内有热毒之现象，此时应用清热解毒、散结消肿的水仙花进行浴足最为相宜。

【原料】水仙花 100 克。

【做法】取水仙花捣碎捣烂后放入桶中，加入准备好的约 3 000 毫升沸水，加盖闷约 5 分钟，当水温下降至大约 50℃，加入足量凉水，水温适宜，再将双脚浸入水中，浸泡时间约为 15 分钟。

【作用】水仙花清热解毒，散结消肿，适用于痈疖疔毒初起时，内有热毒的红肿热痛。凉水浴足则可以减轻炎性渗出的疼痛。

2. 水仙花浴足治腮腺炎

流行性腮腺炎，是由病毒引起的急性传染病。多因外感时行疫毒，更夹痰火炽热，郁滞少阳，少阳经脉失于疏泄，以致耳下腮部肿大疼痛，并有恶寒、发热等症。治疗应清热解毒消肿，用水仙花最为适宜。

【原料】水仙花 100 克，牛蒡子 25 克。

【做法】取水仙花、牛蒡子，放入煎煮的容器中，放入适量的水进行煎煮，每次煎煮时间大约 0.5 小时，煎煮 2 ～ 3 次，每次都滤出煎煮液，将所有滤出的药液倒入桶中，加入足量凉水，以水温使双脚能耐受为度，再将双脚浸入水中，浸泡时间约为 15 分钟。

【作用】水仙花清热解毒，散结消肿；牛蒡子解毒透疹，清泄肺胃以解热毒，可治疗疹发不畅，以及腮腺炎。两者相合为用可有助于治疗热毒侵犯少阳经所致的腮腺炎。

○········· 配合刺激足反射区 ·········○

用拇指指腹或食指点按法中等力度刺激大脑，胸部淋巴结、上颌、下颌反射区各 10 ～ 15 次，在重点刺激反射区可以加长操作时间，换脚再操作一遍，全足放松结束。

重点刺激头和下颌反射区。

头（大脑）反射区：位于两足拇趾趾腹的下部，左、右侧大脑的反射区在足部呈交叉反射。

下颌反射区：位于两足拇趾第一趾间关节的背侧，与上颌反射区相接，适用于牙痛、下颌感染、下颌关节炎、腮腺炎、牙周病、打鼾等病症。

3. 爱神的惩罚

传说古希腊的美少年那斯索斯，因为迷恋自己的容貌，拒绝了女神们的求爱。于是爱神阿佛洛狄为了惩罚他，让他对水中的倒影一见钟情。从此，这个骄傲的少年就留恋于水畔，因爱憔悴，最终投水而亡，使身躯、灵魂和心中所爱一起化为美丽的水仙花。

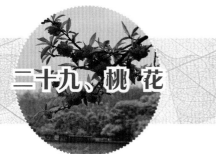

二十九、桃 花

春天是花的季节，花的世界。一提到春天，人们就会想起浓艳的桃花。因为桃花在早春开放，芳华鲜美，往往成为春天来到的象征。唐代周朴的"桃花春色暖先开，明媚谁人不看来"；唐代吴融的"满树如娇烂漫红，万枝丹彩灼春融"；宋代白敏中的"千朵浓芳绮树斜，一枝枝缀乱云霞。凭君莫厌临风看，占断春光是此花"，都生动形象地写出桃花在万紫千红的春天所占的特殊地位。

桃花为蔷薇科植物桃的花。桃花原产于我国中部及北部，逐渐传播到亚洲周边地区，从波斯传入西方。桃花为落叶乔木，叶椭圆状披针形，叶缘有粗锯齿，无毛，先叶开放，几无柄，多粉红色，5 瓣，花期 3 ～ 4 月，6 ～ 9 月果熟，变种有深红、绯红、纯白及红白混色等花色变化，以及复瓣和重瓣种，高可达 6 ～ 10 米。树干灰褐色，粗糙有孔。小枝红褐色或褐绿色，平滑。花单生，有白、粉红、红等色，重瓣或半重瓣，花期 3 月。果近球形，表面密被短绒毛，因品种不同，主要分果桃和花桃两大类。

桃花是我国传统的园林花木，其树态优美，枝干扶疏，花朵丰腴，色彩艳丽，为早春重要观花树种。

桃花中含有多种维生素和微量元素，这些物质能疏通经络，扩张末梢毛细血管，改善血液循环，促进皮肤营养和氧供给，滋润皮肤，防止色素在皮肤内慢性沉积，有效地清除体表中有碍美容的黄褐斑、雀斑、黑斑。如《千金要方》载："桃花三株，空腹饮用，细腰身。"（图 2-47）

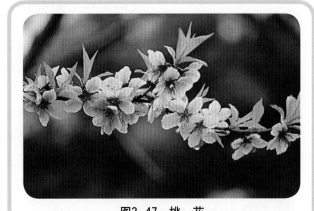

图2-47 桃 花

1. 桃花浴足助通便

大便干燥，排便不畅，两三天一行，这些便秘的症状会令人们非常苦恼，究其原因有很多：饮水不足，运动不足和天气突变及其他因素如老龄体弱，这里主要针对胃肠蠕动不足引起的积便难下，应用桃花的泻下通便功用进行浴足，最为适宜。

【原料】桃花 100 克，桃仁 30 克。

【做法】取桃花、桃仁，适当切碎后，放入煎煮的容器中，放入适量的水进行煎煮，每次时间为

0.5 ～ 1 小时，煎煮 2 ～ 3 次，每次都滤出煎煮液，将取出的药液倒入桶中，加入足量凉水，以水温使双脚能耐受为度，再将双脚浸入水中，浸泡时间约为 15 分钟。

【作用】桃花泻下通便，利水消肿；桃仁润燥滑肠，两者合用恰能起到润肠泻下通便的作用。

2. 桃花浴足祛脚肿

脚部局部肿胀，或因脚气水肿，可用利水消肿的桃花浴足来治疗。

【原料】桃花 100 克，大腹皮 30 克。

【做法】取大腹皮洗净后放入合适的容器煎煮，滤出药液倒入桶中，再取桃花也放入浴足桶中，加入沸水并加盖闷 5 ～ 10 分钟。然后再往桶中加入足量温水，不宜太热，以水温使双脚能耐受为度，再将双脚浸入水中，浸泡时间约为 15 分钟。

【作用】温水浴足可使脚部血管扩张，有助于消肿。桃花可泻下通便，利水消肿；大腹皮下气宽中，行水消肿，两者合用浴足可治疗水肿胀满，脚气水肿。

○········· 配合刺激足反射区 ·········○

食指推按法操作十二指肠、升结肠、降结肠、横结肠、乙状结肠、腹腔神经丛及直肠反射区各 10 次；在重点刺激反射区可加长操作时间；换脚再做，全足放松结束治疗。

重点刺激腹腔神经丛和直肠反射区。

腹腔神经丛反射区：位于两足底中心，分布在肾脏反射区及其周围。适用于胃肠神经官能症、腹泻、便秘等病症。

直肠反射区：位于左足底跟骨前缘，呈一横带状。适用于腹泻、便秘、便血、直肠炎症、息肉等病症。

3. 人面桃花相映红

唐代诗人崔护，某年清明节到郊外春游。在一个小村庄里，见到一个美貌的姑娘倚在桃树旁，显得十分娇艳可爱。崔护向她讨些水喝。姑娘给了他一杯水，崔护喝完水后，很想与姑娘再说些什么，却因萍水相逢不敢唐突，只好怅然离去。

第二年清明，崔护兴致勃勃地又来到这里，但只见双门紧闭，而不见那姑娘。崔护久等不见姑娘露面，便在姑娘门上题诗一首："去年今日此门中，人面桃花相映红；人面不知何处去，桃花依旧笑春风。"

又过了几日，他再去登门拜访，才知那姑娘因想念他竟绝食而死。崔护悲恸不已，在尸体旁大声呼叫："崔护在此！崔护在此！"姑娘竟被感动了，又复活过来，于是二人结为夫妻，有情人终成眷属。

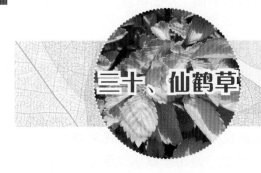

三十、仙鹤草

仙鹤草为蔷薇科多年生草本植物龙芽草的全草。茎直长，圆柱形，基部木质化，淡紫红色，茎上部淡黄棕色或绿褐色，被白色柔毛，茎下部有时可见托叶残存，茎节明显，叶灰绿色，皱缩且卷曲。有时可见茎顶部的花序及带钩刺的小花或果。我国南北各省区均产。以茎紫红色、质嫩、叶多者为佳(图2-48)。

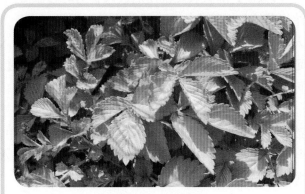

图2-48　仙鹤草

1. 仙鹤草浴足助降压

当血压升高，人们常会感到头痛或目痛等不适，中医理论认为这主要是肝火过盛，这时用平肝降火的仙鹤草浴足最为合适（图2-49）。

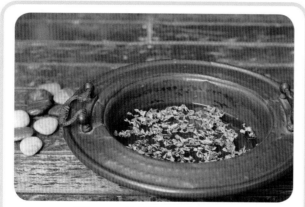

图2-49 仙鹤草浴足助降压

【原料】仙鹤草100克，夏枯草40克。

【做法】取仙鹤草、夏枯草洗净后，放入煎煮的容器中，放入适量的水进行煎煮，每次时间大约0.5小时，煎煮2～3次，每次都滤出煎煮液，将所有取出的药液倒入桶中，加入足量凉水，以水温使双脚能耐受为度，再将双脚浸入水中，浸泡时间约为15分钟。

【作用】仙鹤草全草平肝降火，夏枯草有清肝、散结、降压作用。两者合用有良好清泄肝火作用，可有助于治疗高血压病属肝热、阳亢者。

2. 仙鹤草浴足助止血

各种出血多由于血热迫血妄行或气虚不能固摄血液，用仙鹤草炭进行浴足，收敛止血，适合于各种出血。

【原料】仙鹤草炭100克，山茶花40克。

【做法】取仙鹤草炭放入桶中，山茶花另煎滤出药液也倒入桶中，再加入准备好的约3 000毫升沸水，加盖闷约5分钟，待成分溶解，浴水的药味渐浓，加入足量凉水，水温适宜，再将双脚浸入水中，浸泡时间约为15分钟。

【作用】仙鹤草炭收敛止血、解毒疗疮，山茶花为收敛止血要药，可治便血痔血。两者合用则适于多种出血症状，如呕血、尿血、便血。

○········ 配合刺激足反射区 ········○

用拇指指腹，使用中等力度点按胸部淋巴结、肝脏、大脑反射区各 15～20 次。以患者局部有酸麻痛感为度，重点反射区加长操作时间。换脚再做，全足放松结束。

重点刺激头和肝反射区。

头（大脑）反射区：位于两足拇趾趾腹的下部，左、右侧大脑的反射区在足部呈交叉反射。适用于高血压病、脑血管病变、脑震荡、头晕、头痛、失眠，中枢性瘫痪，视觉受损伤等病症。

肝脏反射区：位于右足底第四跖骨与第五跖骨间，在肺反射区下方。适用于肝炎、肝硬化，以及肝气郁结所引起的胁痛，口苦，食欲不振等病症。

3. 老者行医，仙鹤报恩

很久以前，长江中有片小洲叫鹦鹉洲，洲上有一座楼，楼内住着个白发苍苍的老人。老人懂医道，一边义务行医，一边养性修行，深受四乡敬重。有

年晚秋的一天，不知从何方飞来一只黄鹤，扑棱棱落在了楼前，并发出凄惨的哀鸣。众乡亲围上前去，见黄鹤满是血。老人闻声出楼，看了看流血的黄鹤，便钻进楼后的山林里，一会儿，他采来了一把像羽毛样叶子、开盈盈白花的野草，洒抹在黄鹤的伤口上，没多久就止住了血。之后，老人精心喂养黄鹤，黄鹤也很快就康复了。又过了些时日，一天清晨，老人向众乡亲辞行后，乘着鹤飞往天上去了。乡亲们猜测，老人已经成仙，而黄鹤正是仙界派来迎接老人的。后来，乡亲们就把老人住过的楼称"黄鹤楼"，把老人给黄鹤疗伤的野草叫"仙鹤草"。

4. 仙鹤草助健身

仙鹤草合煮大枣提高免疫力：大枣 50 克，仙鹤草 50 克。先将大枣入锅中煮熟，后放入仙鹤草煮约 10 分钟，最后加入适量红糖搅匀，吃枣喝汤。调气血，治劳伤、贫血、腰痛等，能起补脾健胃、提高人体免疫力的作用。

仙鹤草茶补虚抗疲劳：仙鹤草 45 克，大枣 30 克。洗净，加水煎煮 30 分钟。每日 1 剂，代茶频饮。扶正补虚，收敛止血，适用于疲乏无力、精神倦怠、体衰虚弱及各种出血症。

仙鹤草炭助止血：取净仙鹤草小段，置炒药锅内，用武火加热翻炒至表面大半显炭黑色，存性，并见有火星，喷淋清水灭净火星，取出摊晾，制炭后可增强止血的作用。平日伤口血流不止时，可取仙鹤草炭敷于伤口上，即可止血。

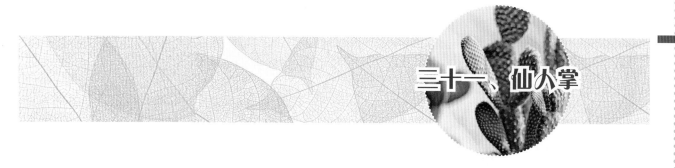

三十一、仙人掌

仙人掌又名仙巴掌、霸王树、火焰、火掌、玉芙蓉，为仙人掌科仙人掌属植物仙人掌（图 2-50），原产于美洲或非洲。仙人掌大多生长在干旱的环境里。有的呈柱形，高 10 多米，重量达 1 吨多重，巍然屹立，甚为壮观。一些长着棘刺的仙人球，有的寿命高达五百年以上，可长成直径两三米的巨球，人们劈开它的上部，挖食柔嫩多汁的茎肉解渴充饥。仙人掌类植物还有一种特殊的本领，在干旱季节，它们可以进入休眠状态，把体内的养料与水分的消耗降到最低程度。当雨季来临时，它们又非常敏感地"醒"过来，根系立刻活跃起来，大量吸收水分，使植株迅速生长并很快地开花结果。有些仙人掌类植物的根系变成胡萝卜状，可贮存七八十斤水分。曾经有人把一个仙人球包在干燥的纸袋里放了两年多，尽管有些皱缩，但一种到盆里，浇水后又很快长出了新根，并恢复生长。仙人掌以它那奇妙的结构，惊人的耐旱能力和顽强的生命力，受到人类的赏识。

仙人掌是一种特殊的植物，生命力顽强的它饱经风霜。常用仙人掌比喻优秀的品质。《题仙人掌》："缺叶状似掌，四季绿苍苍。精华化利剑，酷暑傲骄阳。不争百日艳，一现昙花香。凛凛铁骨壮，操素贯群芳。"

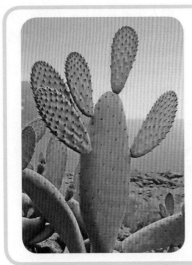

图2-50　仙人掌

为 15 分钟。

【作用】仙人掌清热解毒，散瘀消肿，健胃止痛；山楂开胃消食，化滞消积。两者合用便能起到健胃止痛之效。

2. 仙人掌浴足助疗蛇伤

蛇分无毒（普通）蛇和毒蛇两类。普通的蛇咬伤只在人体伤处皮肤留下细小的齿痕，轻度刺痛，有的可起小水疱，无全身性反应。毒蛇咬伤在伤处可留一对较深的齿痕。这里主要针对普通蛇咬伤，毒蛇咬伤应立即送医院治疗。浴足时可以用解毒散瘀的仙人掌作为材料。

【原料】仙人掌 100 克，白花蛇舌草 20 克。

【做法】浴足前应先尽量多挤出残留在脚部的毒液，将仙人掌洗净后进行煎煮 2 ～ 3 次，每次半小时，并将所有滤出的汁液倒入浴足桶中，同时在患处外敷捣烂的白花蛇舌草，可用纱布包裹。在浴足桶中加入适量温水，使水温能使双脚耐受为度，再将双脚浸入水中，浸泡时间约为 10 分钟，再将纱布打开浸泡 5 分钟。

【作用】仙人掌清热解毒，散瘀消肿；白花蛇舌草清热利湿解毒，为解蛇毒的常用药，如此两者

1. 仙人掌浴足健胃止痛

心胃气痛，多因饮食过度、食积不化所致胃痛，使用健胃止痛的仙人掌为浴足材料为佳。

【原料】仙人掌 100 克，山楂 30 克。

【做法】取仙人掌切碎，山楂捣碎，一并放入煎煮的容器中，放入适量的水进行煎煮，每次时间大约 0.5 小时，煎煮 2 ～ 3 次，每次都滤出煎煮液，将取出的药液倒入桶中，加入足量凉水，以水温使双脚能耐受为度，再将双脚浸入水中，浸泡时间约

合用浴足可有助于解蛇毒。

○········ 配合刺激足反射区 ········○

　　用拇指指腹，使用中等力度点按脾脏，胃、腹腔神经丛反射区各 10 ～ 15 次，在重点刺激反射区可以加长操作时间，换脚再操作一遍，全足放松结束。

　　重点刺激腹腔神经丛和胃反射区。

　　腹腔神经丛反射区：位于两足底中心，分布在肾脏反射区及其周围。适用于胃肠神经官能症、腹泻、便秘等病症。

　　胃反射区：位于两足底第一跖骨的中部。适用于胃痛、恶心、厌食、胃酸增多、胃溃疡、消化不良、急慢性胃炎、胃下垂等病症。

3. 仙人掌王国

　　墨西哥素有"仙人掌王国"之称，仙人掌被墨西哥人誉为"仙桃"。当地有个优美的传说：一只巨大的山鹰叼着一条蛇，为寻找栖身之地，到处飞翔。当它落到一丛开满黄花的仙人掌上后，再也不愿离开。从此，墨西哥人认定这片地域为风水宝地，便在这片富有生机的地方建立起自己的家园——墨西哥城。墨西哥国徽上的图案就是以这个传说为依据的。

三十二、辛夷

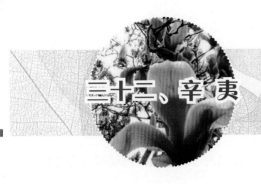

辛夷为木兰科植物望春花、玉兰或木兰的干燥花蕾，主产于河南、安徽、陕西、湖北、浙江等地，又名木笔花、迎春花（图2-51）。早春时节，辛夷花先叶而开，花冠大而色艳、气味馨香，叶大浓绿，

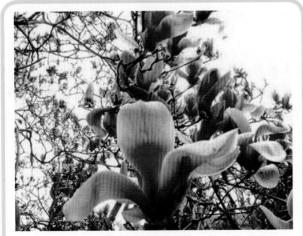

图2-51 辛 夷

树姿美观，树纹理通顺光滑，质细坚实，是城市园林或住宅庭院美化的名贵树种之一，辛夷树有着旺盛的生命力，不论平原或山区丘陵及荒山坡均能生长。辛夷花蕾既可药用，又是提取香料的重要原料，在国内外都十分畅销。

宋朝陆游的《病中观辛夷花》："余生垂九十，一病理一衰。旬月不自保，敢作期岁期？粲粲女郎花，忽满庭前枝。繁华虽少减，高雅亦足奇。持杯醑花前，事亦未可知。明年傥未死，一笑当解颐。"

1. 辛夷浴足治头痛

人们被冷风侵袭，首先受影响的是头部，会感到头部冷痛紧收，这是风寒头痛的表现，此时用祛风寒、止痛的辛夷花进行温水浴足最为合适。

【原料】辛夷 100 克，白芷 30 克

【做法】先取白芷研成粉末，再取辛夷一起放入浴足桶中，加入 5 000 毫升沸水搅拌，再加盖闷数分钟，待其中成分渐溶解后，加入足量温水，水温控制在 30℃ ～ 40℃，再将双脚浸入水中，浸泡时间约为 15 分钟。

【作用】辛夷祛风寒、通鼻窍，白芷能祛风止痛。同时用温水浴足可助散寒，这样两者相合为用可助治疗风寒头痛。

2. 辛夷浴足助通窍

人们的鼻子是最敏感的，当受风寒之邪侵袭，便会有鼻塞流涕等症状，此时应散寒通窍，用辛夷花作浴足材料为佳（图 2-52）。

【原料】辛夷 100 克，苍耳子 25 克。

【做法】取苍耳子用纱布包裹煎煮，并滤出药液倒入浴足桶中，再取辛夷一起放入浴足桶中，加入 3 000 毫升沸水搅拌，再加盖闷数分钟，待其中药味渐浓，随即加入足量温水，水温同样控制在 30℃ ～ 40℃，再将双脚浸入水中，浸泡时间约为 15 分钟。

【作用】温水浴足可有温阳散寒之效，再加上

辛夷祛风寒、通鼻窍，苍耳子散风湿、通鼻窍。两者合用于足浴可有助于治疗风寒头痛、鼻渊流涕。

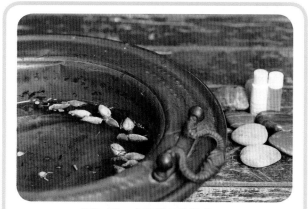

图2-52　辛夷浴足助通窍

○‥‥‥‥ 配合刺激足反射区 ‥‥‥‥○

用拇指指腹，使用中重等力度刺激鼻，大脑，小脑和脑干反射区各 10 ～ 15 次，以患者局部有酸、麻、痛感为度，重点刺激反射区可加长操作时间，换脚再做，全足放松结束。

重点刺激小脑和鼻反射区。

小脑（脑干）反射区：位于大脑反射区的后外侧。左、右侧小脑在足底部呈交

叉反射，适用于脑震荡、高血压病、头痛、失眠、头昏、头重等病症。

鼻反射区：位于两足拇趾第一节趾腹底部内侧，约 45 度处，呈交叉反射。适用于急慢性鼻炎、鼻出血、过敏性鼻炎、鼻息肉、鼻窦炎等病症。

3. 辛夷解难疾

相传古代有一姓秦的举人，得了种怪病，经常鼻流脓涕，腥臭难闻，而且头痛得厉害。四处求医，收效甚微。后来在夷人居住的地方遇见一位白发老翁，老翁得知情况便从自己屋前一株落叶灌木上采摘数朵紫红色的花蕾，让他每日用这种花煮汤先熏后吃。举人遵嘱服用了十几天，果然十分灵验，脓涕自此消退，头也不痛了。这位有心计的举人从老翁那里要来一包花种，回家后种在自家的庭院中，三五年间长得郁郁葱葱，煞是逗人喜爱。举人也用这种花为人们治疗鼻病，每每奇效，因此而成了当地的名医。由于这种花是辛亥年从夷人那里引种的，故取名为"辛夷花。"

4. 巧治鼻窦炎

辛夷膏：取辛夷花 50 克，碾碎后，用酒精浸泡 3 日，然后过滤，滤液再加热蒸发浓缩成黏稠状的浸膏。其用法是，每次少许，纳入鼻中，每日 2 次。

辛夷炖猪脑：猪脑 1 副（牛、羊脑亦可）、川芎、白芷、辛夷花各 8 克。将猪脑洗净剔去红筋备用；将川芎、白芷、辛夷花放砂锅内，加清水 2 碗，煎取 1 碗，复将药汁倾炖盅内，加入猪脑，隔水炖熟。弃药渣饮汤吃猪脑。补脑通窍，扶正祛邪。适用于慢性鼻炎、体质虚弱者。

辛夷花煲鸡蛋：辛夷花 12 克，鸡蛋 2 个。辛夷花用清水稍浸泡，洗净。然后与鸡蛋一起放进瓦煲内，加入清水 750 毫升（约 3 碗水量），武火煲沸后，改为文火约煎 1 个小时，然后捞起鸡蛋，放进清水片刻，取出，去蛋壳后再放进瓦煲内煲片刻便可。治慢性鼻炎，可防鼻息肉发生。

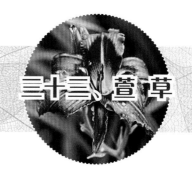

三十三、萱草

萱草又名黄花菜、忘忧草、金针菜，主分布区为我国的长江流域，为多年生宿根草本（图2-53）。具短根状茎和粗壮的纺锤形肉质根。叶基生、宽线形、对排成两列，宽2～3厘米，长可达50厘米

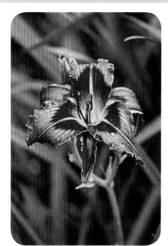

图2-53 萱草

以上，背面有龙骨突起，嫩绿色。花葶细长坚挺，高60～100厘米，着花6～10朵，呈顶生聚伞花序。初夏开花，花大，漏斗形，直径10厘米左右，花被裂片长圆形，下部合成花被筒，上部开展而反卷，边缘波状，橘红色。花期6月上旬至7月中旬，每花仅绽放一天。

1. 萱草浴足治尿血

膀胱内有热毒，或受热毒侵袭，热邪迫血妄行，便会出现尿中带血的现象，此时应清热利尿，应用萱草浴足较为适合。

【原料】萱草100克。

【做法】取萱草洗净后，放入煎煮的容器中，放入适量的水进行煎煮，每次时间大约0.5小时，

煎煮 2 ~ 3 次，每次都滤出煎煮液，将所有取出的药液倒入桶中，加入足量凉水，以水温使双脚能耐受为度，再将双脚浸入水中，浸泡时间约为 15 分钟。

【作用】萱草清热利尿、利湿热的功效可用于尿血、小便不利等的辅助治疗，进行凉水浴足可以加强凉血散热作用。

2. 萱草浴足治黄疸

黄疸多因湿热蕴结肝胆所致，特征表现为目黄、身黄、尿黄。茵陈能利湿退黄疸，作为浴足原料较为适宜（图 2-54）。

【原料】萱草 100 克，茵陈 40 克。

【做法】取萱草、茵陈研成粉末，放入浴足桶中，加入 3 000 毫升沸水搅拌并加盖闷约 5 分钟，待其中成分渐渐溶解后，加入足量凉水，以水温使双脚能耐受为度，再将双脚浸入水中，浸泡时间约为 15 分钟。

【作用】萱草性味甘凉，具有利湿热功效，配合茵陈同样具有清湿热、退黄疸的作用，两者合用有助于治疗黄疸。

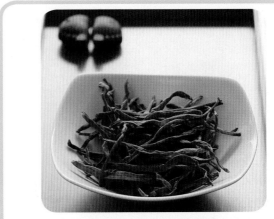

图2-54　萱草浴足治黄疸

○‥‥‥‥ 配合刺激足反射区 ‥‥‥○

运用食指点按法，使用中重等力度刺激胆囊反射区 15 次，食指刮压法推按输尿管、膀胱反射区 15 次，以患者局部有酸麻痛感为度，重点刺激反射区可用推按法加长操作时间，换脚再做，全足放松结束。

重点刺激输尿管和胆囊反射区。

输尿管反射区：位于足底肾反射区至膀胱反射区连成的一斜线型条状区域。适用于输尿管结石、输尿管炎、风湿热、关节炎、高血压病、动脉硬化、输尿管狭窄造成的肾盂积水等病症。

　　胆囊反射区：位于右足底第三跖骨与第四跖骨间，在肝脏反射区之内。适用于胆结石、消化不良、胆囊炎等病症。

3. 萱草解灾难

　　萱草又叫金针菜，传说与神医华佗有关。华佗生在社会混乱瘟疫流行的东汉末年。有一年，曹操派人来请华佗为他治疗头疼之疾。华佗不从，曹兵以刀相逼。当天夜里，华佗辗转反侧不能入眠，朦胧中见一仙人，吩咐华佗如此这般，然后把金针向他怀里一扔，便飘然飞走。华佗醒来，果然在胸前摸到一把金针。翌日华佗含泪向送别的人说："今有一束金针，送与你们解救灾难！"说完手一扬，一束金光，飞向四面八方。众人随着金光望去，只见漫山遍野长满了叶青花黄的植物。人们采其花蕾煮水喝下去，慢慢地止住了瘟疫。金针菜从此传遍各地，经过人们的尝试，不仅能治病，而且还是一道可口的菜肴呢！

4. 诗人吟萱草

　　古时候，当游子要远行时，就会先在北堂种萱草，希望母亲减轻对孩子的思念，忘却烦忧。唐朝孟郊《游子诗》写道："萱草生堂阶，游子行天涯；慈母倚堂门，不见萱草花。"王冕《偶书》："今朝风日好，堂前萱草花。持杯为母寿，所喜无喧哗。"历代文人也常以之为咏吟的题材，曹植为之作颂，苏东坡为之作诗，夏侯湛为之作赋。

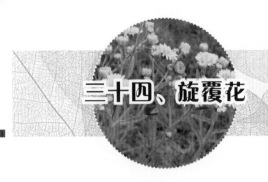

三十四、旋覆花

旋覆花，又名金钱花、润笔花、六月菊等，菊科（图2-55）。分布于欧洲、非洲和亚洲，我国有20余种，分布于河南、河北、江苏、安徽、黑龙江等地。草本，罕有灌木；头状花序单生或排成伞房花序式或圆锥花序式，异性，放射状或少有盘状；总苞片多列，长短不等；花序托裸露，有多数小窝孔；缘花雌性，结实，花冠具显著的舌片或管状。

1. 旋覆花浴足解咳喘

长期咳嗽，并有喘促气急，咳痰量多，多因肺脏受损，此时应平喘，镇咳，补肺，旋覆花配合百合花为浴足最佳材料（图2-56）。

【原料】旋覆花100克，百合花40克。

【做法】取旋覆花用纱布包裹放入浴足桶中，

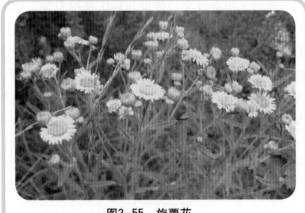

图2-55 旋覆花

而百合花则捣烂后放入桶中，加入准备好的约3 000毫升沸水，加盖闷约5分钟，待其有效成分溢出，浴水的药味渐浓，加入足量温水，水温适宜，能使双脚适应为度，再将双脚浸入水中，浸泡时间约为15分钟。

【作用】旋覆花能降气、消痰，适用于咳喘痰多；百合花养阴润肺，清心安神。两花合用进行浴足有助于治疗肺虚的喘咳痰多症状。

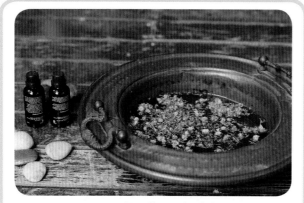

图2-56　旋覆花浴足解咳喘

2. 旋覆花浴足止呕吐

呕吐是指胃失和降，气逆上冲，胃中之物从口而出的现象，治疗应和胃降逆止呕。

【原料】旋覆花100克，半夏30克。

【做法】取半夏洗净，放入容器煎煮2次，每次半小时，将煎出的药液滤出倒入浴足桶中，再取旋覆花用纱布包裹也放入浴足桶中，加入准备好的约3 000毫升沸水，加盖闷约5分钟，待其有效成分溢出，浴水的药味渐浓，加入足量温水，水温适宜控制在30℃左右，再将双脚浸入水中，浸泡时间约为15分钟。

【作用】半夏能行水湿，降逆气，而善祛脾胃湿痰。水湿祛则脾健而痰涎自消，逆气降则胃和而呕吐自止，旋覆花能降气、消痰、行水、止呕。两者合用则能起到和胃降逆止呕作用。

○⋯⋯⋯ 配合刺激足反射区 ⋯⋯⋯○

使用中重等力度点按肺、支气管、胃反射区各10～15次，力度均匀，以患者局部有酸麻痛感为度，换脚再做，全足放松结束。

肺、支气管反射区：位于两足底斜方肌反射区后侧，自甲状腺反射区向外呈带状到足底外侧的肩反射区下方，前后宽约1厘米。适用于上呼吸道炎症、肺结核、肺气肿、胸闷等病症。

胃反射区：位于两足底第一跖骨的中、后部。适用于胃痛、胃酸增多、胃溃疡、消化不良、急慢性胃炎、胃下垂等病症。

3. 梦回旋覆花

据《花史》记载：有个叫郑荣的人有一次独自外出游玩，忽见金灿灿的旋覆花，于是诗兴大发，便以旋覆花为题作诗一首，但没做完就睡着了，朦胧之中，只见一窈窕淑女，身着红装，飘然而至，一边扔给他许多金钱，一边笑语道：为君润笔矣。郑荣从梦中惊醒，发现仙女给他的金钱变成了许多金钱花。后来他连作好诗，成为了诗人。自此以后，人们也把旋覆花叫成了金钱花和润笔花。

4. 旋覆花治支气管炎良方

治疗急、慢性支气管炎：旋覆花、桔梗、败酱草各 3 克，蜂蜜 9 克。共制为丸，早晚各半分服，10天为 1 个疗程。

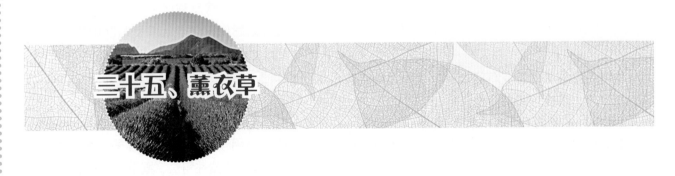

三十五、薰衣草

薰衣草又名灵香草、香草、黄香草，原产于地中海沿岸、欧洲各地及大洋洲列岛，如法国南部的小镇普罗旺斯，后被广泛栽种于英国及南斯拉夫。我国新疆的天山北麓与法国普罗旺斯地处同一纬度带，且气候条件和土壤条件相似，是薰衣草种植基地，也是中国的薰衣草之乡，新疆的薰衣草已列入世界八大知名品种之一。薰衣草为多年生草本或小矮灌木，虽称为草，实际是一种紫蓝色小花。薰衣草丛生，多分枝，常见的为直立生长，株高依品种有30～40厘米，花形如小麦穗状，有着细长的茎干，花上覆盖着星形细毛，末梢上开着小小的紫蓝色花朵，窄长的叶片呈灰绿色，通常在六月开花。每当花开风吹起时，一整片的薰衣草田宛如深紫色的波浪层层叠叠地上下起伏着，甚是美丽（图2-57）。

薰衣草除了可以冲泡成茶饮外，长久以来，欧洲人即知道薰衣草具健胃功能，故烹调时常加入薰衣草作为调味，或掺入醋、酒、果冻中增添芳香；以薰衣草调制成的酱汁尤具风味，据说英国女王伊丽莎白一世便是其忠实的爱好者。

薰衣草精油是很好的抗忧郁精油。因此，女性因各种激素失调而引起的情绪问题，如经前紧张症、更年期抑郁症、产后忧郁症等，也都可以利用直接吸嗅或按摩薰衣草精油来改善症状。同时，薰衣草精油有很好的镇定安抚功效。女性如果有因压力、情绪焦虑、激素不平衡而引起的失眠症状，也可以利用薰衣草精油帮助睡眠，男士也可以使用。

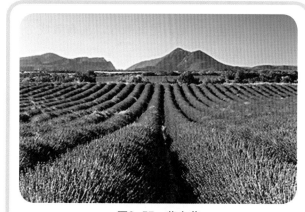

图2-57　薰衣草

1. 薰衣草浴足疗失眠

失眠是由于心神失养或不安而引起的经常不能获得正常睡眠为特征的一类病症，治疗上应宁心安神，薰衣草便有此功效。

【原料】薰衣草100克。

【做法】取薰衣草放入桶中，加入准备好的约3000毫升沸水，加盖闷约5分钟，待药浴水的香味渐浓，加入足量温水，使水温控制在30℃～40℃，再将双脚浸入水中，浸泡时间约为15分钟。

【作用】薰衣草芳香清心，首先通过味道使人感到轻松，再通过浴足的足部吸收，其有效成分可舒解焦虑，改善失眠等。

2. 薰衣草浴足治湿疹

湿疹多是由于气候闷热或饮食不当引起的皮肤瘙痒、丘疹斑块等表现的病症，治疗应祛湿止痒，用薰衣草配合苦参浴足最为相宜（图2-58）。

【原料】薰衣草100克，苦参30克。

【做法】将苦参和薰衣草研成粉末，放入浴足

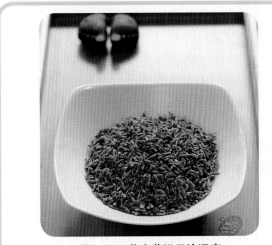

图2-58　薰衣草浴足治湿疹

桶中，加入准备好的约3 000毫升沸水，加盖闷约5分钟，待其中成分溶解后，药浴水的香味渐浓，加入足量温水，使水温控制在30℃～40℃，水量能使双脚浸没为度，再将双脚浸入水中，浸泡时间约为15分钟。

【作用】薰衣草能杀菌、止痛，苦参清热燥湿，两者研末后浴足，其有效成分可有助于治疗足部湿疹，湿疮。

○⋯⋯⋯ 配合刺激足反射区 ⋯⋯⋯○

用一手拇指指腹，使用中重等力度刺激大脑、小脑和脑干，三叉神经反射区各10～15次，以患者局部有酸、麻、痛感为度，重点运用拇指施压法刺激失眠点反射区15次，换脚再做，全足放松结束。

重点刺激失眠点、头和三叉神经反射区。

失眠点反射区：位于双足底跟骨中央，在生殖器反射区附近处。适用于失眠、头昏头痛、记忆力减退。对盆腔病变也有一定疗效。

头（大脑）反射区：位于两足足底拇趾趾腹的后部，左、右侧大脑的反射区在

足部呈交叉反射。

三叉神经反射区：位于两足拇趾趾腹的外侧约 45 度处。呈交叉反射。适用于偏头痛、面瘫、面神经炎、腮腺炎、耳疾、鼻咽癌、失眠、头重等病症。

3. 驱除不洁，幽静飘香

薰衣草被人们认为是驱除不洁之物及薰香的重要花卉。

传说普罗旺斯的村里有个少女，一个人独自在寒冷的山中采着草花，遇到了一位来自远方的受伤的年轻人，少女一看这人，整颗心便被他那风度翩翩的笑容给俘虏了！于是少女便将他请到家中，也不管家人的反对，坚持要照顾他直到痊愈。青年旅人的伤逐渐康复，两人的恋情急速升温，已经到了难分难舍的地步。一日，青年旅人向少女告别，少女不顾亲人的反对，坚持要随青年人离去。

就在少女临走的前一刻，村子里的老太太给了她一束薰衣草，要她用这束薰衣草来试探青年旅人的真心，因为传说薰衣草的香气能让不洁之物现形。于是少女便将藏在大衣里的薰衣草丢掷在青年人的身上，没想到，青年的身上冒出一阵紫色的轻烟之后，就随着风烟消云散了，原来青年人对少女不是真心的。

薰衣草的传奇故事就这样被流传了下来。所以直到现在，薰衣草还是被人们认为是驱除不洁之物及薰香的重要花卉之一。

三十六、野菊花

野菊花别名野山菊（图 2-59）。原产于中国及日本。花序呈类球形，直径 0.3～1 厘米，棕黄色，总苞由 4～5 层苞片组成。舌状花一轮，黄色，皱缩卷曲；管状花多数，深黄色。体轻，气芳香，味苦。秋、冬季花初开放时采摘，晒干或蒸后晒干。以色黄无梗、完整、气香、花未全开者为佳，而花完全开放、散瓣、有花梗、吸潮、色暗、散气者，质次。

唐代元稹《菊花》："秋丛绕舍似陶家，遍绕篱边日渐斜。不是花中偏爱菊，此花开尽更无花。"唐代白居易《咏菊》："一夜新霜著瓦轻，芭蕉新折败荷倾。耐寒唯有东篱菊，金粟初开晓更清。"

野菊花性微寒，味苦辛，治疗痈毒疔肿有良效。治疗痈毒疔肿：成人每天用新鲜野菊花 150～250 克，水煎分 2 次服，或捣碎取汁，1 次服下。亦可捣碎敷患处，稍干即换。对全身及头面部多发性疔肿，如外敷不便，可煎水浸洗局部。

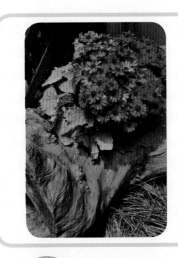

图2-59　野菊花

1. 野菊花浴足解毒利咽

当热毒蕴结咽喉，便会出现身热，咽喉肿痛，此时用清热解毒利咽的野菊花进行浴足最为适宜

（图2-60）。

【原料】野菊花100克，薄荷30克。

【做法】取野菊花、薄荷捣碎后放入桶中，加入准备好的约3 000毫升沸水，加盖闷约5分钟，待其有效成分溢出，药浴水的颜色渐渐加深，味渐浓，加入足量温水，水温适宜，再将双脚浸入水中，浸泡时间约为15分钟。

【作用】野菊花能清热解毒，消咽喉肿痛，而配合薄荷清利头目之效，使作用更加显著。

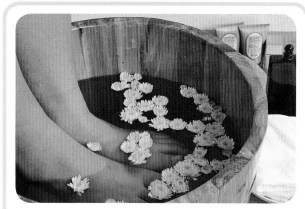

图2-60　野菊花浴足解毒利咽

2. 野菊花浴足治丹毒

丹毒由于火邪侵犯，血分有热，郁于肌肤而发。其临床表现为起病急，局部出现界限清楚之片状红疹，颜色鲜红，并稍隆起，压之褪色。皮肤表面紧张炽热，迅速向四周蔓延，有烧灼样痛，伴高热畏寒及头痛等。治疗应清热凉血，解毒消肿。用野菊花配合连翘进行凉水浴足为佳。

【原料】鲜野菊花100克，连翘30克。

【做法】取野菊花捣烂后先外敷于患处可用纱布包裹固定；连翘研成粉末，放入浴足桶中，加入准备好的约3 000毫升沸水，加盖闷约5分钟，待其中成分溶解后药浴水的香味渐浓，加入足量凉水，以水温控制在30℃以下，水量能使双脚浸没为度，再将双脚浸入水中，解开纱布。浸泡时间约为15分钟。

【作用】野菊花清热解毒消肿，外敷可用于治疗化脓性炎症，连翘清热解毒，消肿散结，两者合用进行浴足，可有助于治疗足部丹毒。

○⋯⋯⋯ 配合刺激足反射区 ⋯⋯⋯○

治疗时用拇指指腹，运用点按手法，使用中等力度点按肾、肾上腺、大脑、咽喉反射区各10～15次，在重点刺激反射区可以加长操作时间，换脚再操作一遍，全足放松结束。

重点刺激喉和肾上腺反射区。

喉反射区：位于两足背第一跖趾关节的内侧缘。适用于喉炎、支气管炎、失声、嘶哑、声门水肿等病症。

肾上腺反射区：位于肾脏反射区上方。适用于生殖系统疾患、心律失常、过敏症、哮喘、关节炎等病症。

3. 集天地灵气的菊花

三国时代，曹操的儿子，魏文帝曹丕，曾经给他的好朋友钟繇写了一封谈菊花的信，信上写道，派人送给他一束菊花，因为在秋天万木凋谢的时节，只有菊花绚丽多姿，茂盛地生长，可见它有些天地的真气，是人可以延年益寿的好东西，因此送来供他研究长生的道理。晋代名医陶弘景也赞成人们吃菊花，并说真菊花味甜，假菊花味苦。诗人陶渊明也在他的诗中常提到服菊，并有"酒能祛百病，菊解制颓龄"的说法。人们爱菊，不但观赏，也早就认识到菊花的药用和食用价值了。

三十七、益母草

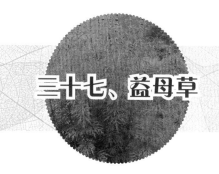

益母草又名坤草，为唇形科植物益母草的全草（图2-61）。一年或两年生草本，夏季开花，生长于山野荒地、田埂、草地等。全国大部分地区均有分布，安徽、江苏多见。在夏季生长茂盛花未全开时采摘。它全身都是宝，嫩芽可以当菜吃，叫做"龙须菜"；长大了、成熟了，茎子、叶子可以熬药，是治妇女病的一种有效药，叫做"益母草"，熬出来的药叫"益母膏"；种子也是妇科药，叫做"茺蔚子"。

益母草性凉，味辛、微苦，有活血、祛瘀、调经、消水的功效。《本草求真》称："益母草，消水行血，去瘀生新，调经解毒，为胎前产后要剂。"益母草广泛应用于治疗妇女月经不调、崩漏难产、胎衣不下、产后血晕、瘀血腹痛等妇科病症，被历代医家推为妇科良药。

治痛经：益母草30～60克，延胡索20克，鸡蛋2个，加水同煮，鸡蛋熟后去壳再煮片刻，去药渣，吃蛋饮汤。经前每天1次，连服5～7次。

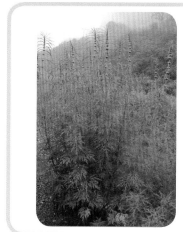

图2-61 益母草

1. 益母草浴足祛瘀调经

女性在月经前期、经期时的腹痛及全身症状，若痛处固定，多为瘀血致痛，此时进行药草温水浴足较为适宜。

【原料】益母草 100 克，月季花 30 克，枸杞子 15 克。

【做法】益母草与枸杞子分别洗净待用，与月季花混合后放入桶中，加入准备好的约 3 000 毫升沸水，加盖闷约 5 分钟，待药浴水的颜色渐渐加深，香味渐浓，加入足量温水，以水温使双脚能耐受为度，再将双脚浸入水中，浸泡时间约为 15 分钟。

【作用】益母草活血祛瘀调经，月季花具有同样功用，两者合用大大加强活血祛瘀的作用，并配以枸杞子滋补肝肾，对于调经有帮助作用。

2. 益母草浴足消水肿

体内增加太多水分排不出去时，就是水肿。会出现眼皮水肿、脚踝或小腿水肿，同时也会出现排尿减少的现象。为了能排出体内多余的水分，最好用有利尿消肿作用的益母草进行浴足（图 2-62）。

【原料】鲜益母草 100 克，冬瓜皮 30 克。

【做法】取鲜益母草、冬瓜皮（切碎），放入煎煮的容器中，放入适量的水进行煎煮，每次时间大约 0.5 小时，煎煮 2 ～ 3 次，每次都滤出煎煮液，将所有取出的药液倒入加有 3 000 毫升沸水的桶中，加入足量温水，使水温控制在 30℃ ～ 40℃，再将双脚浸入水中，浸泡时间约为 15 分钟。

【作用】益母草能利尿消肿，同样冬瓜皮也能利尿消肿。二者合用可治疗足部水肿，小便不利，同时温水浴足使局部温暖起来，毛细血管因此扩张，淋巴运行流畅，促进新陈代谢与水液排除。

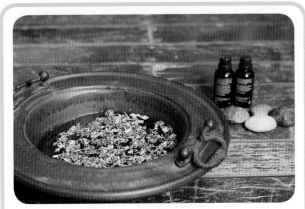

图2-62　益母草浴足消水肿

○⋯⋯⋯ 配合刺激足反射区 ⋯⋯⋯○

拇指指腹使用中等力度点按胸部淋巴结、肝脏、肾脏、肾上腺、生殖腺反射区各15～20次。以患者局部有酸麻痛感为度，重点反射区加长操作时间。换脚再做，全足放松结束。

重点刺激生殖腺和肾反射区。

生殖腺（卵巢或睾丸）反射区：位于两足底跟骨中央，另一部位在足跟骨外侧区。适用于性功能低下、男子不育、女子不孕（功能失调所致），如女性月经量少、经期紊乱、经闭、痛经、卵巢囊肿等病症。

肾脏反射区：位于两足底中央的深部，适用于肾盂肾炎、肾结石、排尿不畅、湿疹、水肿、尿毒症、肾功能不全等病症。

3. 药王行善事，益母解瘟疫

在黄河口一带，流传着这么一句话：要吃益母草，围着戈武找。"戈武"，是黄河下游东岸的一个小村子。那么，这益母草和一个普通小村是怎么联系在一起的呢？

从前，药王爷在遥远的南山培植百草，为世人医治百病。他历经九九八十一年，培植出了成百上千种药草。在这些药草中，有一种药草最难栽培，而功效又最特别，它就是益母草。为了保护益母草，药王爷把它们栽到地势险要的一条山沟里，并让一头已驯养了200多年的得道猛虎把守山口。

若干年后，黄河口一带突然瘟疫流行。药王爷决定让看守仙草的猛虎下山一趟，亲自护送仙草北上。这猛虎得了药王爷的令，驮了益母草，一路逢山翻山遇河渡河，日夜兼程走了七七四十九天，终于来到了黄河尽头的一个小村子，这个村就是戈武村。村里瘟疫正盛，全村的女人当时大部分都卧病在床，男人们也病倒了不少，情景十分凄惨。那猛虎见此状况，遂就地打了一个滚，变作一个白胡子老头儿进了村。他把益母草给了村里人，让他们煎水喝。人们依言而行，果然病都好了。

为了治好更多百姓，这猛虎便在戈武村附近选了块好地，把仅剩了根的那株益母草栽下，并对它吹了口仙气，这益母草便郁郁葱葱地长起来了。很快，这方地面上的瘟疫全被祛除了，益母草从此留在了戈武的河滩里。

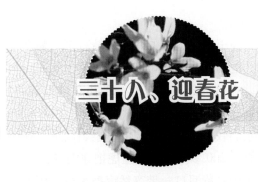

三十八、迎春花

迎春花又名金梅、金腰带、小黄花，系木樨科落叶灌木，因其在百花之中开花最早，花后即迎来百花齐放的春天而得名，它与梅花、水仙和山茶花统称为"雪中四友"，是我国名贵花卉之一（图2-63）。迎春花不仅花色端庄秀丽，气质非凡，而且具有不畏寒威，不择风土，适应性强的特点，历来为人们所喜爱。落叶灌木，枝条细长，呈拱形下垂生长，长可达2米以上。侧枝健壮，四棱形，绿色。三出复叶对生，长2～3厘米，小叶卵状椭圆形，表面光滑，全缘。花单生于叶腋间，花冠高脚杯状，鲜黄色，顶端6裂，或成复瓣。花期3～5月，可持续50天之久。

迎春花能在早春料峭的寒风中绽出一串串金黄色的小花，如璀璨的金星缀满枝头，给冷漠的早春带来一派盎然的春意。初夏时节，绿叶葱葱，枝条婆娑潇洒，四时可观，因此受到普遍欢迎，被古人写诗赞叹。宋代刘敞《阁前迎春花》："秾李繁桃刮眼明，东风先入九重城。黄花翠蔓无人顾，浪得迎春世上名。"

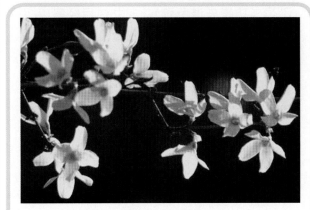

图2-63 迎春花

1. 迎春花浴足清热利尿

小便时赤涩热痛，伴有发热，多因膀胱湿热蕴结，伤及尿道，此时应祛热利尿止痛，用迎春花配车前草浴足最为适合（图2-64）。

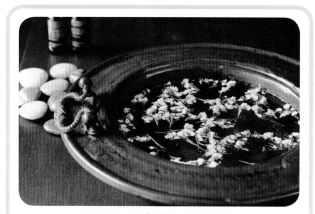

图2-64　迎春花浴足清热利尿

【原料】迎春花100克，车前草30克。

【做法】取迎春花、车前草切碎，放入煎煮的容器中，放入适量的水进行煎煮，每次时间大约0.5小时，煎煮2～3次，每次都滤出煎煮液，将取出的药液倒入加有3000毫升沸水的桶中，加入足量凉水，使水温控制在30℃以下，水量能使双脚浸没为度，再将双脚浸入水中，浸泡时间约为15分钟。

【作用】迎春花清热利尿，解毒，可治疗小便赤涩热痛，加用车前草，取其清热利尿通淋的作用。两者如此合用浴足有助于治疗小便热痛。

2. 迎春花浴足治发热头痛

发热是感受外界的温热疫毒之气，导致体温升高，伴有面赤，烦渴等表现的一种病症，这时可以用清热解毒的迎春花进行浴足解热去痛。

【原料】迎春花100克，薄荷30克。

【做法】取迎春花、薄荷充分捣碎，放入桶中，加入准备好的约3000毫升沸水并加盖闷约5分钟，待药味渐浓，加入足量温水，水温控制在30℃～40℃，再将双脚浸入水中，浸泡时间约为15分钟。

【作用】迎春花能清热，解毒。用于发热头痛，加用薄荷则加强了清利头目的作用。同时温水浴足，使血液循环加快，有助于热毒排出。

○········· 配合刺激足反射区 ·········○

使用食指刮压法用中等力度推按输尿管，生殖腺，膀胱反射区各 10～15 次，以酸胀为度，换脚再操作一遍，全足放松结束。

重点刺激膀胱和输尿管反射区。

膀胱反射区：位于两足足底内侧舟骨下方拇展肌之侧约 45 度处。适用于肾结石、输尿管结石、膀胱炎、尿道炎、高血压病、动脉硬化等病症。

输尿管反射区：位于足底肾反射区至膀胱反射区连成的一斜线型条状区域。适用于输尿管结石、输尿管炎、风湿热、关节炎、高血压病、动脉硬化、输尿管狭窄造成的肾盂积水等病症。

3. 充满爱意的迎春花

传说大禹治水时，在涂山遇到了一位姑娘，这姑娘给他们烧水做饭，帮他们指点水源。大禹喜欢上了这姑娘，这姑娘也很喜欢禹，俩人就成亲了。禹因为忙着治水，他们相聚了几天就分手了。

大禹踏遍九州，开挖河道。几年以后，江河疏通，洪水归海，庄稼出土，人民终于安居了。大禹高高兴兴连夜赶回来找心爱的姑娘。他远远看见姑娘正立在那高山上等他，可是当他走到眼前一看，原来那姑娘早已变成石像了。

原来，自大禹走后，姑娘每天立在山岭上张望。不管刮风下雨，天寒地冻，从来没走开。后来，草子儿在她身上发了芽，生了根。天长日久，姑娘就变成了一座石像，她身上长出了绿色的荆藤。禹的泪水落在大石像上，霎时间那荆藤竟开出了一朵朵金黄的小花儿。大禹为了纪念姑娘的心意，就给这荆藤花儿起个名叫"迎春花"。

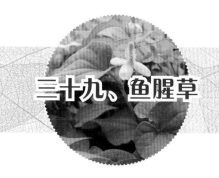

三十九、鱼腥草

鱼腥草为三白草科多年生草本植物蕺菜的干燥水上部分，产于我国长江流域以南各省。茎呈扁圆柱形，扭曲；表面棕黄色，具纵棱数条，节明显，下部节上有残存须根；质脆，易折断。叶互生，叶片卷折皱缩，展平后呈心形；先端渐尖，全缘；上表面暗黄绿色至暗棕色，下表面灰绿色或灰棕色；叶柄细长，基部与托叶合生成鞘状。穗状花序顶生，黄棕色。搓碎有鱼腥气，味微涩（图2-65）。

夏季茎叶茂盛花穗多时采收，洗净，阴干用或鲜用。

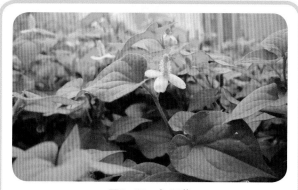

图2-65 鱼腥草

1. 鱼腥草浴足祛疮疡

热毒疮疡，多由于热毒蕴结肌肤，发为溃脓。鱼腥草清热解毒，消痈排脓，最宜做浴足材料（图2-66）。

【原料】鱼腥草100克，金银花30克。

【做法】取鱼腥草、金银花捣碎，放入煎煮的容器中，放入适量的水进行煎煮，每次时间为0.5～1小时，煎煮2～3次，每次都滤出煎煮液，将每次取出的药液倒入加有 3 000 毫升沸水的桶中，加入足量温水，以水温使双脚能耐受为度，再将双脚浸入水中，浸泡时间约为 15 分钟。

【作用】鱼腥草清热解毒，消痈排脓，利尿通淋；金银花有清热解毒，散结消肿的作用，两者合用有助于治疗疮疡肿毒。

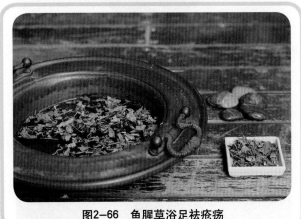

图2-66　鱼腥草浴足祛疮疡

2.　鱼腥草浴足解肺热

肺热会出现咳痰黄稠、身热口渴等症状，这时应用清热解毒、消痈排脓的鱼腥草进行浴足最为相宜。

【原料】鱼腥草 100 克。

【做法】取鱼腥草捣碎后放入桶中，加入准备好的约 3 000 毫升沸水，加盖闷约 5 分钟，待其有效成分溢出，药浴水的颜色渐渐加深，药味渐浓，加入足量温水，水温适宜，再将双脚浸入水中，浸泡时间约为 15 分钟。

【作用】鱼腥草清热解毒，消痈排脓，利尿通淋。温水浴足能散热排毒，有助于缓解肺热喘咳。

○‥‥‥‥　配合刺激足反射区　‥‥‥‥○

用拇指指腹，运用按揉手法，使用中等力度刺激大脑，胸部淋巴结，肺、支气管反射区各 10 ～ 15 次，以酸胀为度，换脚再操作一遍，全足放松结束。

重点刺激胸部淋巴、肺和支气管反射区。

胸部淋巴反射区：位于两足背第一跖骨与第二跖骨间缝处区域。适用于各种炎症、发热、囊肿、子宫肌瘤、胸痛、乳房或胸部肿瘤等病症。

肺、支气管反射区：位于两足斜方肌反射区后侧，自甲状腺反射区向外呈带状到足底外侧的肩反射区内侧，前后宽约 1 厘米。适用于上呼吸道炎症、肺结核、肺气肿、胸闷等病症。

3. 小草救荒年

如今的浙江绍兴地区在春秋时期是越国的地界。当年越王勾践做了吴王夫差的俘虏，勾践忍辱负重假意百般讨好夫差，方被放回越国。回国后勾践卧薪尝胆，发誓一定要使越国强大起来。传说勾践回国的第一年，越国碰上了罕见的荒年，百姓无粮可吃。为了与国人共渡难关，勾践亲自翻山越岭寻找可以食用的野菜。在三次亲口尝野菜中毒后，勾践终于发现了一种可以食用的野菜。并且这种野菜生长能力特别强，总是割了又长，生生不息。于是，越国上下竟然靠着这小小的野菜渡过了难关。而当时挽救越国民众的那种野菜，因为有鱼腥味，便被勾践命名为"鱼腥草。"

4. 鱼腥草救治放射伤

在半个多世纪前，美国在日本广岛投下了人类战争史上的第一颗原子弹。面对这突如其来的袭击和大批放射病死伤者的出现，毫无救治核爆炸经验的广岛人，在缺医少药且西医抢救不能奏效的情况下，纷纷采用民间疗法进行自救。据说当时广岛人服用最多的即是鱼腥草，其中有 11 人幸存，以后都健康地活着。这 11 人中距离爆炸中心最近的仅 700 米，最远的 2 500 米。有一对姊妹，姐姐在爆炸当天出现高热和鼻出血，三天后陷入昏迷，醒来时发现母亲正在给她喂服鱼腥草，此后她连服该药一年，身体渐渐地恢复了。妹妹在爆炸时身体尚好，未服鱼腥草，一个月后突然出现发热、脱发、腹泻、便血等放射症状，处于濒死状态，这时她开始自服鱼腥草，最终脱离死神生存了下来。

广岛人用鱼腥草救治放射伤的经验公之于世后，许多科学家都称其是医学史和战争史上的一大奇迹。这不仅是人类防治核爆炸及其放射病的真实纪录，也为今后研究核能源的开发、利用，防止核污染提供了不可多得的资料。

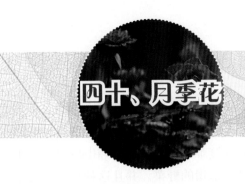

四十、月季花

月季花，又名长春花、月月红、四季花、胜春（图2-67）。主产于江苏、山东、山西、湖北等地，为蔷薇科常绿直立小灌木，植株低矮直立，小枝有粗壮略带钩的皮刺，树干青绿色，主干下部灰褐色。羽状复叶，小叶 3 ～ 5 片，卵状长椭圆形，先端尖，叶缘有锯齿。花数朵集成一簇，花梗长，散生短腺毛。花色繁多，主要有红、紫、白、粉红、黄、橙黄、绿等颜色。花期4 ～ 12 月，月月红即以此得名。目前，全世界有月季品种约 1 万多个，我国有 1 000 余种。根据花的长式，分四个类型：即杂色芳香类、繁花类、巨株繁花类和微型类。

作为北京奥运会和残奥会颁奖花束，"红红火火"整体呈尖塔状，其中就有月季花。象征中华民族自强不息，团结一心的民族精神和不断追求友谊、团结、公平竞争的奥林匹克运动精神。

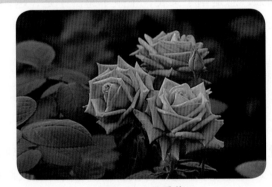

图2-67　月季花

1. 月季花浴足调经活血

女性在月经前期、经期的腹痛及全身症状时，或者兼有月经周期紊乱不规律，则是痛经兼有月经不调的表现征象，此时进行药草温水浴足较为适宜。

【原料】月季花 100 克，艾草 40 克。

【做法】取月季花、艾草捣碎，放入桶中，加入准备好的约 3 000 毫升沸水，加盖闷约 5 分钟，待其有效成分溢出，药浴水的颜色渐渐加深，味渐浓，加入足量温水，水温宜稍高，以水温使双脚能耐受为度，再将双脚浸入水中，浸泡时间约为 15 分钟。

【作用】艾草有温宫散寒、调经止血之效；月季味甘、性温，入肝经，有活血调经、消肿解毒之功效。月季花与艾草合用的活血祛瘀、行气止痛作用明显，故用于治疗月经不调、痛经等病症最为相宜。

2. 月季花浴足治皮炎

皮炎大多是由于湿毒热蕴结皮肤，所致局部瘙痒，并有丘疹斑块等表现的一种病症，治疗可以用解毒消肿的药草进行浴足治疗。

【原料】月季花 100 克，白鲜皮 30 克。

【做法】取月季花、白鲜皮放入煎煮的容器中，放入适量的水进行煎煮，每次时间大约 0.5 小时，煎煮 2 ～ 3 次，并滤出药液，将所有取出的药液倒入桶中，加入足量温水，水温在 30℃以下，以水量使双脚浸没为度，再将双脚浸入水中，浸泡时间约为 15 分钟。

【作用】月季除了活血调经，也能解毒消肿；白鲜皮清热燥湿、祛风解毒，两者合用可治疗湿毒蕴结皮肤所致的皮炎瘙痒。

○········ 配合刺激足反射区 ········○

用拇指指腹，用点按手法，使用中等力度点按肝脏、脾脏、肾、肾上腺、生殖腺反射区各 10 ～ 15 次。以酸胀为度，换脚再操作一遍，约 30 分钟。

重点刺激生殖腺和脾反射区。

生殖腺（卵巢或睾丸）反射区：位于两足底跟骨中央，另一部位在足跟骨外侧区。适用于性功能低下、男子不育、女子不孕（功能失调所致），如女性月经量少、经期紊乱、经闭、痛经、卵巢囊肿等病症。

脾脏反射区：位于左足底第 4、5 跖骨体间，心脏反射区下一拇指宽处。适用于食欲缺乏、消化不良、小儿厌食、贫血、发热、皮肤病、月经不调等病症。

3. 月季的爱意

传说很久以前，神农山下有一高姓人家，家有一女名叫玉兰，年方十八，温柔沉静，很多公子王孙前来求亲，玉兰都不同意。因为她有一老母，终年咳嗽、咯血，多方用药，全无疗效。无奈之下，玉兰背着父母，张榜求医："治好吾母病者，小女以身相许。"有一位叫长春的青年揭榜献方。玉兰母服其药，果然康复。玉兰不负前约，与长春结为百年之好。洞房花烛之夜，玉兰询问什么神方如此灵验，长春回答说："月季月季，清咳良剂。此乃家传秘方：冰糖与月季花合炖，乃清咳止血神汤，专治妇人病。"自此，月季花的药用就流传开来。

4. 名人吟月季

宋朝诗人杨万里，字廷秀，号诚斋。《腊前月季》："只道花无十日红，此花无日不春风。一尖已剥胭脂笔，四破犹包翡翠茸。别有香超桃李外，更同梅斗雪霜中。折来喜作新年看，忘却今晨是季冬。"道出了月季花期长的特点。

著名文学艺术家翻译家傅雷十分爱花。他不但在自己信中常常谈到花，而且还处处比作园丁，把爱子傅聪比作"园丁以血泪灌溉出来的花朵"。他自己身体力行，不仅常到大自然中去与花木为伍，也亲自在自己的宅院里种花。因为他爱美，而大自然中最美好的莫过于花。他深信，花与其他美好的事物一样，是艺术家不尽的灵感源泉。

四十一、月见草

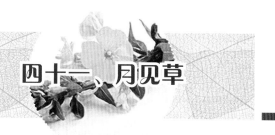

柳叶菜科，月见草属。原产南美智利、阿根廷，在我国黑龙江、吉林、辽宁等省已成为野生。两年生草本，株高达1.2米，直立，多分枝。花单生叶腋，淡黄色，直径5厘米。蒴果圆柱形，种子细小。花期6～8月，果期8～9月。适应性强，对土壤要求不严，耐瘠、抗旱、耐寒。月见草又称晚樱草，月见草的花在傍晚才慢慢地绽开，到天亮即凋谢。花只开一个晚上，传说其开花是特别给月亮欣赏的，月见草之名，即由此得来（图2-68）。

月见草油取自月见草种子，富含LA（γ-亚麻酸）。γ-亚麻酸是一种必需脂肪酸，在人体内不能自身合成，必须从外界摄取。它在人体内被"加工"成一种类似于激素（前列腺素E1）的物质。对女性经前综合征、更年期综合征、心血管疾病及高血压等均有神奇功效。

将月见草油与其他基底油混合来调和精油（玫瑰、天竺葵、茉莉等），按摩于下腹部及皮肤，可以缓和经痛、经前的下腹肿胀及预防皮肤干燥。

月见草油与洋甘菊、广藿香混合，可以用于荨麻疹及异位性皮炎等，可改善过敏，并有止痒的效果。

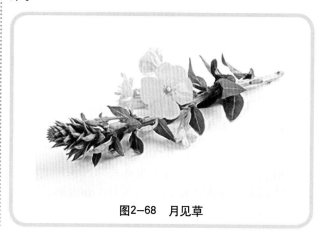

图2-68　月见草

月见草油与桦木、姜精油混合外敷，配合按摩关节，可以预防关节炎，治疗关节僵硬。

1. 月见草浴足助解忧

女性经前综合征：育龄妇女在月经前7～14天，反复出现一系列精神、行为及体质等方面的症状，月经来潮后症状迅即消失。更年期综合征，如情绪焦虑、易怒、失眠、头昏、出汗等。月见草中含有一种必需脂肪酸，在人体内不能自身合成，必须从外界摄取。用其进行浴足能有助于缓解上述症状。

【原料】月见草100克，百合花30克。

【做法】取月见草和百合花捣碎捣烂后放入桶中，加入准备好的约3 000毫升沸水，加盖闷约5分钟，待药浴水的香味渐浓，随即加入足量温水，以水使双脚能耐受为度，再将双脚浸入水中，浸泡时间约为15分钟。

【作用】月见草中含有 γ-亚麻酸，是一种必需脂肪酸，在人体内不能自身合成，必须从外界摄取，能扩张血管，促进血循环及调理激素，缓解经期的不适与经痛，甚至改善更年期障碍。用其进行浴足能有助于缓解女性经前综合征，更年期综合征的各种症状。加用百合花更使宁心安神作用得到加

强。

2. 月见草浴足防皮肤老化

皮肤老化多由于缺乏水分和必要营养，月见草中就含有这种物质可以防止皮肤老化，干燥。因此用其进行浴足防皮肤老化是最佳选择（图2-69）。

【原料】月见草100克。

【做法】取月见草捣碎捣烂后放入容器中煎煮，

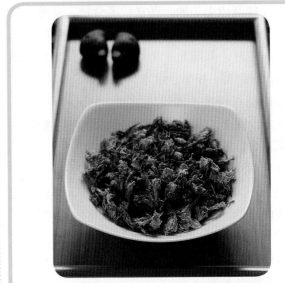

图2-69　月见草浴足防皮肤老化

将煎煮过程中的药液滤出倒入加有 3 000 毫升沸水的浴足桶中，再加入足量温水，使水温适宜，以水量能使双脚浸没为度，再将双脚浸入水中，浸泡时间约为 15 分钟。

【作用】月见草含有一种人们缺乏的必需脂肪酸，可防止人的皮肤发生水分散失、干燥老化等症状，让皮肤更光滑、更有活力。

○········ 配合刺激足反射区 ········○

使用中等力度点按肝脏、肾脏、输尿管、大脑反射区各 10 ～ 15 次，以患者局部有酸、麻、痛感为度，在重点刺激反射区可以加长操作时间，换脚再操作一遍。全足放松结束。

重点刺激头和肝反射区。

头（大脑）反射区：位于两足足底拇趾趾腹的后部，左、右侧大脑的反射区在足部呈交叉反射。适用于高血压病、脑血管病变、脑震荡、头晕、头痛、失眠，中枢性瘫痪，视觉受损伤等病症。

肝脏反射区：位于右足底第四跖骨与第五跖骨间，在肺反射区后方。适用于肝炎、肝硬化，以及肝气郁结所引起的胁痛、口苦、食欲缺乏等病症。

3. 古印第安人的灵药

传说中，在数千年前的古印第安人便常用一种由夜色供给世间的灵药来解除人类的疼痛，这种灵药是来自一种只会在夜间开出美丽的黄花，但于日出月隐后便凋谢的植物种子提炼出的成分。这种植物因此被命名为"月见草"。

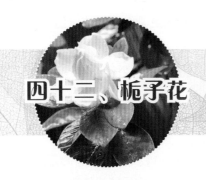

四十二、栀子花

栀子花又名薝卜花、山栀花、野桂花、白蟾花、雀舌花、玉瓯花、玉荷花（图2-70）。原产于我国，分布于浙江、江西、福建、湖北、湖南、四川、贵州等省。全国大部分地区有栽培。喜温暖湿润和阳光充足环境，较耐寒，常绿灌木或小乔木，高100～200厘米，植株大多比较低矮。干灰色，小枝绿色，叶对生或主枝轮生，倒卵状长椭圆形，长5～14厘米，有光泽，全线，花单生枝顶或叶腋，白色，浓香。

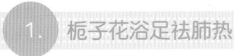

1. 栀子花浴足祛肺热

肺热多表现为咳嗽、痰稠色黄、鼻塞、流浊涕、发热等症状。栀子花清肺止咳、凉血止血，适合作为浴足材料。

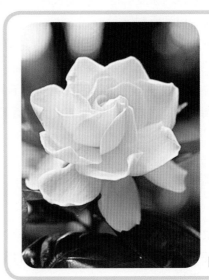

图2-70　栀子花

【原料】栀子花100克。

【做法】取栀子花放入桶中，加入准备好的约3 000毫升沸水，加盖闷约5分钟，待药浴水的颜色渐渐加深，香味渐浓，加入足量温水，使水温适宜，使水量双脚浸没为度，再将双脚浸入水中，浸泡时间约为 15 分钟。

【作用】栀子花清肺止咳，凉血止血。适用于肺热咳嗽、咳痰、肺痈肿毒等病症。温水浴足，加速血流，使足底相应反射区的热气更易于发散。

2. 栀子花浴足止鼻血

鼻出血多因血热或肝火、肺火过盛，迫血妄行，致使血液固摄失调而出血的一种病症，治疗当应凉血止血，栀子花较为适合作为浴足的材料。

【原料】栀子花 100 克，槐花 30 克。

【做法】取栀子花、槐花洗净后，放入煎煮的容器中，放入适量的水进行煎煮，每次时间大约 0.5 小时，煎煮 2 ~ 3 次，每次都滤出煎煮液，将取出的药液倒入加有 3 000 毫升沸水的桶中，加入足量凉水，使水温控制在 30℃以下，水量能使双脚浸没为度，再将双脚浸入水中，浸泡时间约为 15 分钟。

【作用】栀子花清肺止咳，凉血止血；槐花同样凉血止血，清肝泻火。两者合用则能清泻肝、肺之火，凉血止血，有助于止住鼻血。

○········ 配合刺激足反射区 ········○

使用中重等力度点按肺、支气管、额窦、鼻反射区各 10 ~ 15 次，速度均匀，以酸胀为度，换脚再操作一遍，总约 30 分钟。

重点刺激肺、支气管和鼻反射区。

肺、支气管反射区：位于两足斜方肌反射区后，自甲状腺反射区向外呈带状到足底外侧的肩反射区内下方，前后宽约 1 厘米。适用于上呼吸道炎症、肺结核、肺气肿、胸闷等病症。

鼻反射区：位于两足拇趾第一节趾腹底部内侧，约 45 度处，呈交叉反射。适用于急慢性鼻炎、鼻出血、过敏性鼻炎、鼻息肉、鼻窦炎等病症。

3. 栀子花的爱情

栀子花是天上七仙女之一，她憧憬人间的美丽，就下凡变为一棵花树。一位年轻的农民子身一人，生活清贫，在田埂边看到了这棵小树，就移回家，对她百般呵护。于是小树生机盎然，开了许多洁白花朵。为了报答主人的恩情，她白天为主人洗衣做饭，晚间香飘院外。老百姓知道了，从此就家家户户都养起了栀子花。

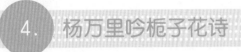

4. 杨万里吟栀子花诗

杨万里《栀子花》"树恰人来短，花将雪样年。孤姿妍外净，幽馥暑中寒。有朵篸瓶子，无风忽鼻端。如何山谷老，只为赋山矾。"即把栀子花的优雅、娴熟的风格表述得淋漓尽致。